信頼される薬剤師の行動マナー

困ったときに役立つ
コミュニケーションQ&A
〔改訂版〕

監修　後藤 惠子

監修のことば

東京理科大学薬学部健康心理学研究室 教授　後藤 惠子

　私たち薬剤師が職場で遭遇するさまざまな困った場面で、何をどのように伝えれば相手が納得し、信頼を得ることができるのでしょうか。本書は、それを伝えることができればという思いからスタートしました。

　今回の改訂では、これからの薬剤師業務、薬剤師としての素養を大幅に書き換えるとともに、Q&Aの保険薬局編、病院編も時代に即したケースを追加いたしました。薬剤師の仕事は年々責任と共にやりがいが増しています。私たちの使命感に絶えず問いかけ、単なるハウツー書にならないように心がけたつもりです。社会に出て間もない人から指導的な立場にある人まで、信頼される薬剤師を目指すすべての人に読んでいただきたいと思います。

　Q&Aには、それぞれの領域のスペシャリストが、その場面をどうとらえ、どう対処するのかについて的確に答えています。苦手意識や未経験であるという理由から、「困った場面」を避けることなく、本書の内容を手がかりに「困った場面」にあえて一歩踏み出してください。それでもうまくいかなかったら、何回もめげずにトライしてください。そして、その都度、相手の状況や自分の言語・非言語の対応や姿勢を振り返ってみましょう。

　コミュニケーションを通して患者や他職種のスタッフから信頼を得ることで、薬剤師としての喜びや生きがいを感じていただければと思います。「困った出来事は成長の糧」。一歩踏み出すことが自分を変えるきっかけとなり、不安を自信に変えることができるはずです。

　ほんの少しの勇気をもって踏み出そうとしているすべての人に

2016年1月

執筆者一覧（五十音順）

伊集院 一成
東京理科大学薬学部 教授／
株式会社田無薬品 代表取締役

泉 かほる
株式会社創文社
代表取締役

大澤 光司
株式会社メディカルグリーン
代表取締役

上村 直樹
東京理科大学薬学部 教授／
株式会社ファーミック
代表取締役

後藤 惠子
東京理科大学薬学部 教授／
ウェル・ケア研究所 所長

小茂田 昌代
東京理科大学薬学部 教授

鹿村 恵明
東京理科大学薬学部 教授／
有限会社グッドファーマシー
代表取締役

下平 秀夫
帝京大学薬学部 教授／
株式会社ファーミック
専務取締役

南雲 陽子
新潟薬科大学薬学部
臨床准教授／
オフィス・エヌ 代表

舟越 亮寛
医療法人鉄蕉会亀田総合病院
薬剤部部長代理

宮本 千絵
株式会社創文社

若林 進
杏林大学医学部付属病院 薬剤部

目次

PART 1　薬剤師としての心構えを知ろう

これからの薬剤師業務　14

- 地域包括ケアにおける薬局の役割は？ ……………………… 15
- なぜ薬局はジェネリック医薬品を薦めるの？ ……………… 16
- ICT化で将来の薬剤師業務は？ ……………………………… 17
- かかりつけ薬局、かかりつけ薬剤師とは？ ………………… 18
- なぜ患者を怒らせてしまうのか？ …………………………… 19

薬剤師と法令　20

1. 薬剤師の権利と義務 ………………………………………… 20
2. 薬剤師の罪と罰 ……………………………………………… 21

薬剤師としての素養　22

1. かかりつけ薬剤師に求められるコミュニケーション …… 22
- 苦手なタイプの人の前では、何も言えなくなってしまいます。どうすればよいでしょうか？ ……………………………… 25
2. 患者心理とかかわり方〜患者の気持ちを理解し尊重する〜 … 26
- がん患者が手術後、術後痛以外の激しい痛みをひと月以上も医療者に話せず我慢していたことがわかりました。なぜでしょうか？ …………………………………………………………… 29

3. 多職種連携を進めるアサーティブなコミュニケーション …… 30
- 理想に燃えてやってきた新しい職場で、「あなたに頑張られると、私たちがさぼっているように見えるのよ」と先輩からプレッシャーをかけられました。どうしましょう。 …… 34

PART 2　薬剤師としてのマナーを身につけよう

Q&A　医療者としてのマナー　36

- 医療者の一員である薬剤師として、守らなくてはならないマナーってどんなこと？ …… 36

Q&A　場面ごとのマナー　38

- 白衣の中であれば、どんな服装をしてもいいですよね？ …… 38
- 患者からの質問にすぐ答えられないときには？ …… 40
- 終業時刻が過ぎたので帰りたいけれど、周りの人はまだ忙しそうにしているときには？ …… 42
- 不在者あてに電話がかかってきたときには？ …… 44
- 疑義照会で医師を訪問するときには？ …… 46
- 薬剤師がお酒やタバコを楽しみたいときには？ …… 48
- ビジネスメールでは、始めに時候の挨拶が必要なの？ …… 50

PART 3 こんなときはどうする？

Q&A 保険薬局編　54

コミュニケーション

- 患者に最初に挨拶するときには？……………………………… 54
- 歩くのがつらそうな患者が待合室にいるときには？ ………… 56
- 「副作用が怖いから薬を飲みたくない」と話す患者に服薬指導
  をするときには？……………………………………………… 58
- 薬をよく飲み忘れるという患者に、服薬指導をするときには？ …… 60
- 薬の説明はいらないという患者に対応するときには？ ………… 62
- 患者が長話をして、なかなか帰ってくれないときには？……… 64
- 代理人に服薬指導をするときには？…………………………… 66
- 患者の家族を名乗る人から薬局に電話がかかってきたとき
  には？…………………………………………………………… 68

困った状況

- 薬の在庫がないときには？……………………………………… 70
- 処方せんがないのに「前回と同じ薬をくれ」と言われたとき
  には？…………………………………………………………… 72
- 医師の名刺の裏に医薬品名が書いてあるものを「処方せんだ！」
  と持ってきたときには？……………………………………… 74
- 「今日は忙しいから60枚の処方せんをさばいてくれ」と店長
  に言われたときには？………………………………………… 76

- ●「後発医薬品への変更不可」ではない処方せんを持った患者が「ジェネリックはいりません‼」と言ったときには？………… 78
- ●偽造処方せんを発見したときには？……………………… 80
- ●「領収証をなくしたので再交付して」と言われたときには？…… 82
- ●保険証を提示するのが不満な患者に対応するときには？………… 84
- ●薬剤師が病欠したり患者が集中してしまい、薬剤服用歴（薬歴）の記載が間に合わないときには？……………………… 86
- ●在宅訪問の際に玄関先での説明に終わり患者に会えないときには？………………………………………………………… 88
- ●在宅訪問で、患者の家族から心付けを渡されてしまったときには？………………………………………………………… 90

クレーム

- ●薬を交付する順番が逆になり、クレームを言われたときには？… 92
- ●待ち時間が長くて患者が怒ってしまったときには？……………… 94
- ●薬局で薦めたジェネリック医薬品で健康被害が発生、責任の所在は？……………………………………………………… 96

ミスやヒヤリ・ハット

- ●調剤ミスや調剤過誤を発見したときには？………………… 98
- ●薬を渡した後に不完全な処方せんであると気づいたときには？……………………………………………………… 100

Q&A ドラッグストア編 102

コミュニケーション

- ●お客様からの質問が難しくてわからないときには？………… 102

- ●化粧品を買いにきた方が「アトピー性皮膚炎」のときには？
 ……………………………………………………………… 104

困った状況
- ●お客様が、自殺に利用する可能性のある商品を大量に購入しようとしたときには？ ……………………………………… 106
- ●高校生から禁煙パッチを使ってみたいと相談されたときには？
 ……………………………………………………………… 108
- ●薬局内で万引きを発見したときには？ ……………………… 110

クレーム
- ●購入した医薬品で「副作用が出た」と言われたときには？ …… 112
- ●お客様が「お釣りが足りなかった」と言ってきたときには？
 ……………………………………………………………… 114

ミスやヒヤリ・ハット
- ●小児に対して使用が禁止されている医薬品を販売してしまったときには？ ………………………………………………… 116

Q&A 病院編

コミュニケーション
- ●医師や看護師とうまくコミュニケーションをとりたいときには？
 ……………………………………………………………… 118
- ●余命少ない患者が、死の不安を訴えてきたときには？ ………… 120
- ●病棟業務中に患者からいつも無視されてしまうときには？ …… 122
- ●精神科の患者に薬の説明をするときには？ ………………… 124
- ●寝たきりの高齢患者に服薬指導をするときには？ …………… 126

- 大量服薬で自殺未遂をした患者に服薬指導をするときには？ ……………………………………………………………… 128
- 認知症の患者から妄想を訴えられたときには？ …………… 130

困った状況
- 近隣の保険薬局が、お中元やお歳暮を持ってきたときには？ ……………………………………………………………… 132
- 医師から医療事故を隠すように言われたときには？ ……… 134
- 緊急時に処方せんがないのに、医師から「注射薬をくれ」と言われたときには？ …………………………………… 136
- 患者から、海外で認可されている注射薬の投与について相談されたときには？ ……………………………………… 138
- 患者から「あの看護師は嫌いだから代えてもらえないか」と相談されたときには？ …………………………………… 140
- 職員が毒薬や覚せい剤を隠し持っていることを発見したときには？ …………………………………………………… 142

クレーム
- 遺族から「お前が調剤した薬のせいで死んだ」とクレームを言われたときには？ …………………………………… 144

ミスやヒヤリ・ハット
- 医師の処方ミスに気づかず、そのまま調剤し、交付をしてしまったときには？ …………………………………… 146
- 患者を取り違えて投薬してしまったときには？ …………… 148

PART 1

薬剤師としての心構えを知ろう

これからの薬剤師業務

　近年、薬局や薬剤師に対する風当たりが強くなってきています。平成26年（2014年）に全国の薬局数はコンビニエンスストア数よりも多く57,000軒を超えました。そのような中、薬歴の未記載や無資格者調剤などの問題が起こり、薬剤師の役割や業務が根本的な部分から問われています。医師の処方どおりに薬を取りそろえて「お大事に」と言うだけが薬剤師の仕事ではありませんが、多くの国民にはそのようにしか見えていないのかもしれません。もし実態もそうであれば薬剤師の業務は10年以内にすべてロボットに代わっていくことでしょう。その方が正確で間違いも減ります。調剤機器メーカーも従来の自動分包機に加えて処方せん受付から監査までこなすロボットや抗がん剤などの危険な注射薬の調製をするロボットを開発し販売し始めましたので、これから急速に導入されていくことでしょう。

　しかし人間でなければならない業務は残ります。患者との信頼関係を築き患者の検査データを収集して、そこから薬物の体内での効果や副作用などを予測した薬物療法を提供すること、患者が疑問に思っていることや不安に思っていることを聞き出し、それに応じた相談や服薬指導を提供することです。さらにこれから地域包括ケアが進むことで薬局内での業務より患者宅だけでなく地域社会での業務が増え、それに伴いチーム医療として訪問看護師やヘルパー、ケアマネジャーなどの医療・福祉関係者などとの交流が増えることが見込まれます。また、病気の人だけを対象とした薬局から健康を維持してもらうための拠点としての薬局にシフトしてきています。

　今まで薬剤師は調剤室の中で薬剤師同士のコミュニケーションしか図ってこなかったため、コミュニケーションを苦手にしている人が多くいます。今後はますますコミュニケーション力が必要となってきます。医療者が患者を怒らせてしまい、チョットしたミスが係争に発展してしまうケースが増えています。その原因の多くはホスピタリティ要素が足りないこととわかってきました。ホスピタリティの内面には道徳観や倫理観が含まれます。それらは毎日の行動にホスピタリティを追加していくことで少しずつ醸成していきます。「信頼される薬剤師の行動マナー」には、道徳観や倫理観に基づいた患者中心の考え方が必要であり、それこそがホスピタリティ要素を追加した行動マナーといえるのです。

（上村直樹）

Q 地域包括ケアにおける薬局の役割は？

Answer 高齢者の尊厳の保持と自立生活の支援の目的のもとで、可能な限り住み慣れた地域で、自分らしい暮らしを人生の最期まで続けることができる地域の包括的な支援・サービス提供体制を「地域包括ケア」といいます。2025年の超高齢社会を目途に、国の政策が進められています。この中での薬剤師の役割を一言で表すと、薬局から外へ飛び出したときの役割といえます。現在行われている在宅医療業務をさらに強化する必要があります。在宅における服薬状況のチェック、投薬薬剤の治療効果の判定と副作用出現についてのモニタリング、服薬コンプライアンスを高くするための工夫、残薬の確認と医師へのフィードバックによる残薬の削減、医師だけでなく福祉関係者を含めた他職種への効果的なフィードバックなどがあります。これらの薬剤師業務をフォローするために薬局の役割も変わらなければなりません。薬局を訪れる患者だけを対象とした調剤中心の業務から、在宅医療を積極的に行い医療材料や衛生材料、要指導医薬品・一般用医薬品などの供給や健康な生活を維持するための情報拠点としての役割も重要になってきます。病院では医局、薬局、ナースステーション、医事課などが患者を中心に機能していますが、それをそのまま地域社会に当てはめればわかりやすいと思います。地域の診療所、保険薬局、訪問看護ステーション、地域包括支援センターなどが患者を中心として取り巻いて支えていくことになります。よって薬局は他職種との連携を考慮に入れた経営をすることが重要です。それは他職種のニーズを把握して、それに対応するための商品の取りそろえや医療スタッフや福祉関係者に対してのわかりやすい医薬品情報の提供なども必要になってきます。

(上村直樹)

Q なぜ薬局はジェネリック医薬品を薦めるの？

A 厚生労働省は平成25年（2013年）4月に「後発医薬品のさらなる使用促進のためのロードマップ」を策定し、平成30年（2018年）3月末までに後発医薬品（ジェネリック医薬品）数量シェア60％を目指して取り組んできました。さらに、平成27年（2015年）6月には、平成29年（2017年）半ばに70％以上、平成32年度末（2020年度末）までのなるべく早期に80％以上という新たな数量シェア目標が閣議決定されました。また処方せんの様式も先発医薬品を使用する場合は医師の署名または記名・押印が必要になったことや一般名処方の場合は患者と相談して後発医薬品に変更できるようにしたことなどハードとソフトの両面で推進されてきました。

医師に比べ薬剤師は薬学教育の中で薬理学や薬剤学などを多く学び、後発医薬品が先発医薬品と治療学的に同等であることを知る専門家です。先発医薬品が圧倒的なシェアを占めてきた日本において、先発医薬品に比べて開発費用が安く抑えられ薬価が安い後発医薬品を薦めることは、患者負担の軽減や医療保険財政の改善に寄与します。そのため薬剤師は積極的に後発医薬品の使用促進に協力しているのです。

しかし飲み慣れた薬の変更に対しては患者の不信感や抵抗感が強いため、薬剤師による丁寧な説明だけでなくコミュニケーション能力が欠かせません。先発医薬品と同一ではないけれども同等である根拠を示すことが大切です。さらに製薬会社による添加物の違いなどにより味や使用感などが異なるため、変更後のモニターも忘れずに行わなくてはなりません。

そのほか薬剤師は、患者だけでなく医師に対しても、先発医薬品との同等性や添加物の違い、最新の剤形技術などの後発医薬品の情報提供を積極的に行い、後発医薬品の使用促進をしています。

（上村直樹）

PART 1　薬剤師としての心構えを知ろう

Question　ICT化で将来の薬剤師業務は？

Answer　薬局におけるICT（information and communication technology、情報通信技術）化の波は急速な勢いで訪れています。平成27年（2015年）には処方せんに印字しているバーコードを読み取ると全自動で医薬品の取りそろえから監査まで終了してしまう調剤機器が販売されました。また危険を伴う抗がん剤の調製も安全キャビネットの中でロボットがすべて調製してしまう機器まであります。お薬手帳も平成27年（2015年）から患者に持たせる手帳タイプからスマートフォンなどに情報を送るシステム（電子お薬手帳）に変わりはじめました。インターネットの利用により最新の医薬品情報やシステムのアップデートが簡単に可能になっただけでなく、クラウド化によってデータの保守が図られることで災害時に役立つといわれています。人間はミスをゼロにすることはできません。このような機器を採用することは調剤過誤防止には大きな貢献となることでしょう。

　しかし人間でなければできない業務は絶対に残ります。患者との信頼関係を構築して安全な薬物治療を施すためのより多くの情報を収集することは機械ではできません。Face to Faceのコミュニケーションこそ最後まで薬剤師に求められる職能と考えられます。また患者だけでなく超高齢社会を見据えた地域包括ケアでの薬局や薬剤師の役割が注目されている中、患者を取り巻く医療関係者や福祉関係者などあらゆる職種の人たちとの連携が重要になってきます。ICT化はその連携ツールとして利用されても、信頼関係を築くためにはコミュニケーションが欠かせません。

（上村直樹）

Q かかりつけ薬局、かかりつけ薬剤師とは？

A 現在、大きな病院の門前には何軒もの薬局が立ち並び、街の診療所の横には必ず薬局があるという風景が当たり前になりました。平成27年（2015年）9月発表の日本薬剤師会（以下、日薬）の"地域の住民・患者から信頼される「かかりつけ薬剤師」「かかりつけ薬局」の役割について"では、この状況は日薬が目指していた医薬分業の姿とはほど遠い現状にあると述べられ、下記の定義が示されました。

> **かかりつけ薬剤師**：患者が使用する医薬品について、一元的かつ継続的な薬学管理指導を担い、医薬品、薬物治療、健康等に関する多様な相談に対応できる資質を有するとともに、地域に密着し、地域の住民から信頼される薬剤師
> **かかりつけ薬局**：地域に必要な医薬品等の供給体制を確保し、その施設に従事する「かかりつけ薬剤師」が、患者の使用する医薬品の一元的かつ継続的な薬学管理指導を行っている薬局

赤字部分がポイントで、実行するには患者から選ばれた薬局かつ薬剤師になることが必要です。地域の住民・患者からのニーズに的確に応える「かかりつけ薬剤師」に求められる資質も日薬は次のように定義しています。

> ①地域の住民から、医薬品等に関する相談を親身になって受け、そのニーズを把握することができる
> ②常に自己研鑽に励み、最新の医療および医薬品等の情報に精通している
> ③地域医療連携に不可欠な地域の社会資源等に関する情報を、十分把握している
> ④薬事・保健衛生等に関する地域の社会活動、行政活動等に積極的に参加し、地域包括ケアシステムの一員として活動できる
> ⑤医薬品等の使用について的確な情報提供や指導を行うことができ、また、適切にかかりつけ医等へ受診勧奨等を行うことができる
> ⑥医薬品の一元的かつ継続的な薬学管理指導を行い、処方医に対して薬学的知見に基づき疑義照会を行うなど、かかりつけ医と連携して、患者に安全で安心な薬物治療を提供することができる

このすべての資質にコミュニケーションは必要とされます。（上村直樹）

Q なぜ患者を怒らせてしまうのか？

A 医療事故発生時の訴訟率は5％程度といわれています。医療側の過失として追及される要素は

- 医療の技術的な問題
- 注意義務違反：安全管理上の問題
- 説明義務違反：必要な説明の怠り
- 客観情報の不備：医薬品の間違いなど

というサービス要素がほとんどです。しかしそこから係争となるきっかけの要素は医療における人間関係の問題です。患者と医療者との信頼関係があった場合、訴訟率は極めて低いのです。つまりホスピタリティ要素が足りないことが問題なのです。では「サービス」と「ホスピタリティ」の違いは何でしょう。

サービス	ホスピタリティ
一方的	双方向的
対価あり	直接的な対価なし
マニュアル化できる	マニュアル化できない
すべての人が対象	個々によって異なる
経済的活動	社会的活動
やって当たり前	やらなくても大丈夫

「サービス」は「安全」を与える要素であり、「ホスピタリティ」は「安心」を与える要素といえます。相手の心に響くのが「ホスピタリティ」です。医療の質はサービス要素だけでなくホスピタリティ要素の存在によって向上します。患者ひとりひとりに対しての「おもてなしの心」をもつことです。常に患者のニーズを考え応えていく、それを繰り返すことによりホスピタリティ能力が醸成され相互理解・信頼関係の構築ができるようになります。

（上村直樹）

薬剤師と法令

1. 薬剤師の権利と義務

　薬剤師にかかわる法律は、「医薬品、医療機器等の品質、有効性及び安全性の確保等に関する法律」、「薬剤師法」が基本となりますが、保険調剤を行うには保険薬剤師として、健康保険法や保険薬局及び保険薬剤師療養担当規則等も遵守しなければなりません。そのほかの薬事関連法規には、医療法、介護保険法、個人情報保護法等があり、さらに薬局製剤を行う場合には製造物責任法（PL法）もかかわってきます。まずは、それぞれの関係法規等を熟知すること、そして日々の業務において遵守することが求められます。薬剤師の任務については、薬剤師法の第1条に規定されています。

> **薬剤師法第1条（薬剤師の任務）**
> 　薬剤師は、調剤、医薬品の供給その他薬事衛生をつかさどることによって、公衆衛生の向上及び増進に寄与し、もって国民の健康な生活を確保するものとする。

　薬剤師の権利については、調剤は薬剤師の独占業務であり、一部の例外（医師等が自ら調剤をする場合など）を除いて薬剤師以外の人が販売又は授与の目的で調剤をすることはできません（薬剤師法第19条）。そのかわり、調剤に従事する薬剤師は調剤の求めがあった場合には、正当な理由がなければこれを拒むことはできません（薬剤師法第21条）。調剤に関して、薬剤師の役割は、薬物療法の安全性と有効性を確保することです。疑義照会に関しては、処方せん中に疑わしい点があるときは、その処方せんを交付した医師等に問い合わせて、その疑わしい点を確かめた後でなければ、これによって調剤してはならないと定められています（薬剤師法第24条）。また、患者等に対して、調剤した薬剤の適正な使用のために必要な情報を提供する義務があります（薬剤師法第25条の2）。そして、薬剤師には守秘義務が課せられており、正当な理由がないのに、その職務上取り扱ったことについて知り得た人の秘密を漏らしたときは、6月以下の懲役又は10万円以下の罰金に処すると、こちらは刑法に定められています（刑法第134条　秘密漏示）。　　　（鹿村恵明）

〈参考文献〉
・日本薬剤師会『保険薬局Q＆A平成26年版 薬局・薬剤師業務のポイント』じほう（2014）

2. 薬剤師の罪と罰

　薬剤師は医療法において、医療の担い手として位置づけられており、医療を受ける者に対して、良質かつ適切な医療を行うよう努めなければならないとされています（医療法第1条の4）。薬剤師には高い倫理観をもって業務を行うことが望まれます。

　厚生労働大臣は、薬剤師が薬剤師法第5条各号のいずれかに該当するか、薬剤師としての品位を損するような行為のあったときは、処分をすることができ、その処分には、①戒告、②3年以内の業務停止、③免許の取り消しがあります。

> 薬剤師法第5条（相対的欠格事由）
> 　次の各号のいずれかに該当する者には、免許を与えないことがある。
> 一　心身の障害により薬剤師の業務を適正に行うことができない者として厚生労働省令で定めるもの
> 二　麻薬、大麻又はあへんの中毒者
> 三　罰金以上の刑に処せられた者
> 四　前号に該当する者を除くほか、薬事に関し犯罪又は不正の行為があった者

　厚生労働大臣は、戒告、業務停止を受けた薬剤師または再免許を受けようとする者に対し、薬剤師としての倫理の保持または必要な知識及び技能に関する研修として厚生労働省令で定めるもの（再教育研修という）を受けるよう命ずることができます。また、再教育研修を修了した者については、再教育研修を修了した旨を薬剤師名簿に登録することになっています。

　違法行為としては、薬剤師法違反（処方せんの応需義務違反等）、薬事法違反（医薬品の無許可販売又は共犯等）、麻薬及び向精神薬取締法違反、覚せい剤取締法違反、大麻取締法違反等の医薬品に関連する違反。そして、殺人および傷害、業務上過失致死（交通事故犯を含む）、わいせつ行為、贈収賄、詐欺、窃盗、文書偽造などの医薬品に関連しない違法行為でも薬剤師としての行政処分の対象となる場合も考えられます。

（大澤光司）

薬剤師としての素養

1. かかりつけ薬剤師に求められるコミュニケーション

■ 見えない業務を見えるように伝える努力を

　患者が医薬分業のメリットを十分に感じられるようにするために、いつでも気軽に相談できる「かかりつけ薬剤師」の存在が改めてクローズアップされています。いつも決まった薬剤師が対応することで、親密な関係性が育まれ、「患者のために」と薬剤師の学習意欲も高まり、より仕事に意欲とやりがいを感じるようになればと思います。

　現状は、患者が受診した医療機関ごとに近くの薬局で調剤を受ける機会も多く、薬局に対する満足度調査では、「どちらかというと満足」以上が過半数を占めるものの、薬局に対する期待は「待ち時間の短さ」がいちばん多く、「期待はない」が約2割となっています。薬剤師の業務である薬剤服用歴管理、疑義照会、相互作用・重複投与の確認などの具体的内容を約6割の患者が認識しておらず、残念ながらサービス業的な側面である待ち時間等に期待が集まっていることが示唆されています[1]。かかりつけ薬剤師の必要性を認識していただくためには、今から、薬剤師が目に見えないところで行っている患者の安全を守るための業務を見えるようにしっかり伝えていくことが重要です。例えば、新しく薬が増えたときにはおくすり手帳を開いて、「○○病院から出されているお薬と今回新しく出されたお薬の飲み合わせには問題はありませんでした。安心してお飲みください」と、問題がないときにも一言添えるようにすることで、患者自身の薬の飲み合わせに対する意識の啓発にもつながります。こうした言葉の積み重ねが、確実に薬局に対する信頼感を醸成していくと思います。

■「指導」から「共に考え・共に歩む」姿勢へ

　来局者の服薬アドヒアランス向上も含め、それまでの生活習慣を改めてもらい、健康行動への変容を支援することは容易ではありません。最終的に健康行動をとるか否かは本人の意思次第です。患者に健康行動を促すには、まず、薬剤師自身が意識を変えて、自らの行動を変容させることが肝要と考えます。単に説明や指導をすることではなく、患者と共に考え、共に歩む姿勢

への変容です。行動科学的視点からいえば、薬を飲み続けるには、①本人がその薬を使う意味に気づき理解すること、②薬を使う負担が軽減されること、③希望を見いだし意欲的に取り組もうとすることが必要となります。こうした自己決定を支えるために、病気や治療に対する患者独自の考えに親身に耳を傾け、共に歩み・共に考えることを一義とする姿勢への変換が必要となるのです。肩の力を抜いて、まずは目の前の患者の話を聴くことから始めましょう。患者の体質や過去の副作用歴などのみならず、病気に対するイメージやライフスタイル、生きがいなどもよく把握している人こそ、かかりつけ薬剤師として信頼を寄せられるのではないでしょうか。

■ かかりつけ薬剤師を目指す人へ～コミュニケーション上の留意点～

①患者が話しやすい環境をつくる

・笑顔で爽やかな挨拶をしていますか？

・プライバシーに配慮していますか？

・患者ときちんと目を合わせていますか？

　かかりつけ薬剤師として真に機能するためには、まず何より患者が話しやすい環境をつくること。そして、そのいちばんのポイントは、薬剤師自身の暖かな表情や雰囲気であることを忘れないようにしましょう。患者は薬剤師をよく見ています。忙しそうにしていると、聞きたいことがあっても遠慮して話しかけないものです。

②「聞く」と「聴く」を使い分ける

・アセスメントのために「聞く」ことと、患者の心配や不安を受けとめる「聴く」を使い分けていますか？

　かかりつけ薬剤師にとって重要なのは、聞く・聴く力です。通常業務の中では、患者の話を聞きながらも分析・評価と目まぐるしく頭を働かせ「聞く」ことが多いのではないでしょうか。これからは従来の「聞く」に加え、評価なく患者の気持ちを受けとめる「傾聴」とよばれる聴き方を意識して使い分けることが大切です。患者が自分の気になることを話し始めたら、ブロッキング（自分の気持ちや解釈などが起こって相手の話をあるがままに聴くことを妨げる現象）が起こっていないかどうかをチェックして、起こしているよ

うであれば、それを脇に置き、話を傾聴しましょう。

	聞く	聴く*
相談内容	相手の目的が明確	目的が不明確、取り留めがない
立ち位置	専門家として	理解（支援）者として
目的	情報を正確に収集する（適切な情報提供のために）	わかろうとする、寄り添う（相手が不安や心配を抱えている場合）
焦点	事柄	気持ちや感情
ブロッキング	あり（先行情報・これまでの相談体験など）	なし（あるがままを受けとめる）

＊支援者は、相手をまずわかろうとしなければならない。理解される体験を通して、安心感を感じ、ようやく自分の問題に目を向けるようになる。

③患者と共に考える

・一方的に説明していませんか？
・患者に代わってあなたが問題解決をしようとしていませんか？

　患者と医療者それぞれが、病気の原因や治療方針などに対して自分なりの考え方を持っています。これらは解釈モデル（explanatory model）とよばれ、欧米の医療面接技法の中では、とても重視されている概念です。患者独自の解釈モデルが、時にはノンコンプライアンスを引き起こすこともあることから、患者と医療者の解釈モデルをすり合わせることが求められています。LEARNモデル[2]は、互いの考えを尊重し共に考える、かかりつけ薬剤師にお勧めのコミュニケーション技法です。

> **LEARNモデル**
> **L**isten（傾聴）：気持ちに焦点を合わせて思いや解釈モデルを受けとめる。
> **E**xplain（説明）：相手の不安への薬学的見解を伝える。
> **A**cknowledgement（相違の確認）：共感を鍵に意見交換を行う。
> **R**ecommend（推奨）：相手の枠組みに合わせて伝える。
> **N**egociate（交渉）：共に、今後の取組を決定していく。患者の自己決定を支援する。

④理解の確認・知識の定着に復唱法を

・患者が理解できたかどうかをどう判断していますか？

　ただ説明を受けただけでは、説明が人の記憶にとどまる率は20％程度といわれています。どのように理解したかを、患者自身に繰り返し話してもら

う方法が復唱法です。復唱法を用いることで薬識の確認ができるばかりではなく、覚えていてほしいことの定着にも役立ちます。この復唱法を用いるには、互いの信頼関係が重要になることは言うまでもありません。

〈参考文献〉
1) 川合由起，他：薬局が提供する医療に対する認識と患者満足度．社会薬学，31（1）：36-46（2012）
2) Berlin EA, et al：A teaching framework for cross-cultural health care. Application in family practice. West J Med, 139（6）：934-938（1983）

Q 苦手なタイプの人の前では、何も言えなくなってしまいます。どうすればよいでしょうか？

A だれでも苦手なタイプの人っていますよね。

まだひと言も発していないのに、「ワーッ、感じのいい人」と、好印象をもったり、「ミスを許さないって感じだな」などと、私たちは相手の人にさまざまな印象をもちます。この第一印象、実はそれまで出会ったり、見聞きした「苦手なタイプの人」のプロファイルを無自覚のうちに頭で検索し、決める傾向があるのです。また、家族や友人、同じ薬局の仲間から事前に聞かされた情報も、相手の印象形成に多大な影響を与えます。相手に対する印象は、相手自身というより、むしろ自分自身の人生経験・情報量の反映ととらえることができます。

数少ない情報から相手の印象を決めつけないように、自分の苦手意識は脇に置いて、自分から心を開いて声をかけてみましょう。

（後藤惠子）

2. 患者心理とかかわり方〜患者の気持ちを理解し尊重する〜

■ 病気になることによる喪失体験

　病気になることによって、人はさまざまな喪失体験をします。病気の特質、重症度、病期、その人の年齢や社会的な立場によってもその体験は異なりますが、まず、日常生活に何らかの制約を伴うことが考えられます。禁煙や断酒の勧めはストレス解消や人との円滑なコミュニケーションの機会喪失にもつながります。また、困難な治療や長期の入院を余儀なくされ、職や立場、役割、プライドなどこれまで自分を定義づけていたものを喪失し、自分の再定義が必要となる場合もあります。

■ 患者の心理的プロセスと医療者の姿勢

　病を告げられた患者の心理的プロセスとして最も有名な所見が、E・キューブラー・ロスの「死の5段階説」です。このようなプロセスは、末期がんのような致命的な疾患のみならず、認知症本人や介護家族、そして糖尿病のような生活習慣病においても見られるといわれています。

〈死に至る心理的プロセス〉

- **第1段階「否認」**：衝撃的な診断を告げられたときに最初に示す反応。冷静に振る舞っているようでも、自分の言動をよく記憶していないなど、現実を直視できなくなります。
- **第2段階「怒り」**：「なぜ、自分だけがこんな病気に……」という、自分への怒り、健康な人への妬み、気持ちをわかってくれない家族や医療者への憤慨など、「否認」や「怒り」は、危機に陥った際に誰もがとる防衛反応。患者からの怒りも、向き合い受け入れることにより、患者自身もその先のプロセスに進むことができるとされています。
- **第3段階「取り引き」**：神や仏、医療者に対して何か取り引きをすることで状況を何とか先延ばしにしようとします。代替医療の選択などもこの時期に行われることがあります。
- **第4段階「抑うつ」**：身体の衰弱を自覚するようになると、患者は抑うつ状態を示すようになります。さまざまな喪失体験からもたらされる「反応

抑うつ」と、差し迫った人生との決別への「準備的抑うつ（準備的悲嘆）」があります。この段階では、患者を励ましたり、元気づけたりするよりも、むしろ黙って寄り添うことがよいとされています。

- **第5段階「受容」**：怒りや悲しみを経て、患者は自分の運命を受け入れ、最期の時が来るのを待っています。この段階では、いくらかの平安と希望を見いだしますが、同時に周りに対する関心が薄れ、ひとりにしてほしいと願うようにもなります。
- **すべての段階「希望」**：患者はささやかな希望を心の糧としてもっています。回復への一縷の希望のみならず、医療の進歩や医療職の成長への貢献、周囲の人への感謝、課題を乗り越えた自分の成長の確認などを含んだ思いです。医療者の「一緒に頑張っていきましょう」、「どんな話も真剣に受けとめます」という姿勢は、患者にとって喜びにつながります。

　すべての人がこの5段階を経て死を迎えるわけではありません。E・キューブラー・ロスは著書『死ぬ瞬間』の中で、ひとりひとりの患者の固有のプロセスに寄り添うことが極めて重要である」と語っています。5段階説に当てはめ、受容することが支援目標のように位置づけられがちですが、「その人らしい死のプロセス」を尊重することこそが大切だと考えます。

■「ユマニチュード」から学ぶ

　在宅医療への薬剤師の参画が求められていますが、居宅に出向き、どのように振る舞えばよいか、どのように寝たきりの人に話しかければよいかなど、そのイメージのなさから一歩を踏み出せない人も多いのではないでしょうか。「私はあなたの仲間ですよ」というメッセージを相手に感じてもらうユマニチュード（humanitude）というコミュニケーションスキルがあります。ユマニチュードは、人間らしくある状況のことをさし、そのケアの基本は人間の尊厳を取り戻すことにあるといいます。認知機能が低下し「理性」で判断することが難しくなっても、比較的最後まで保たれる「感情」に働きかけることで優しさを伝える手法です。フランスで35年前から認知症ケアの手法として定着しており、「①見る、②話す、③触れる、④立つ」という4原則からなり、わずかな時間で人間関係を築くかかわり方で8〜9割の問

題行動に改善が見られ、魔法のようなケアと称されています。薬剤師でも応用可能な「①見る、②話す、③触れる」について紹介します。

①見る：水平・正面・顔を近づけて

　見ないのは、相手がいないのと同じことです。よい関係性を構築するためのステップとして、相手の視線をつかみに行きます。相手の視野に急に入らず遠目から相手の視線をとらえるように近づき、本人を見つめます。次に、水平に眼を合わせ「平等」を、正面から見て「正直・信頼」、顔を近づけ（20 cmほどまで）長く見つめ「優しさ・友情」を伝えます。

②話す：ポジティブな言葉で

　目がしっかり合ってから話し始めます。最初から薬の話はせずに、「よろしくお願いします。お会いできてうれしいです」と伝え、日常の睡眠や食事、排泄などについて尋ねます。尋問口調ではなくて「どうですか」、「話してくれてありがとう」、「それはよかったですね」とポジティブな言葉を交えながら話します。話しかけている最中も、水平・正面・顔を近づけてという「見る」の原則を忘れずに、多少オーバーでも満面の笑みで相手に認識してもらえるように伝えることがポイントです。

③触れる：ゆっくりと優しく

　背中や肩、手などを手のひらを使ってゆっくりと優しく包み込むように触れます。「背中に触れますよ」などと、あらかじめ声かけを行ってから触れます。そして、最後に、感情の固定とよばれる「今日は楽しかったです。よい時間でした」という声かけ、再会の約束「また来ます」を伝えます。本人と気持ちが通じ、「あの薬剤師さんが来るとおじいさんはご機嫌だ」と家族にも信頼が得られれば、訪問も楽しく充実したものへと変わるでしょう。

　私たちがユマニチュードから学ぶのはスキルだけではなく、相手を尊厳のある存在として認め、それにふさわしいかかわりをしていくという哲学・信条です。忙しさに追われ、こちらの都合で見たいときに見るのではなく、相手の存在を認めることがまずありきという発想です。こちらの憶測で対応を決めたり、一方的に聞いたり、説明したりするのではなく、対等なコミュニケーションが成立することが必要だと信条にすることです。

Q がん患者が手術後、術後痛以外の激しい痛みをひと月以上も医療者に話せず我慢していたことがわかりました。なぜでしょうか？

A これまで「医師への遠慮」や「医師との関係悪化を恐れて、患者が言い出せないでいる」ことや「医療用麻薬への抵抗感」から痛みを訴えないと考えられてきましたが、術後痛以外の痛みを経験したがん患者176人を対象に行った調査の結果、

　①患者ががんに対する不安・恐怖のため痛みを認められない（29%）
　②患者が痛みを医師に伝えられない（16%）
　③医師が疼痛アセスメントを実施していない（12%）

といった、「痛くても痛いと言わないがん患者の像」が浮かび上がってきました。

　つまり、がんの再発に対する不安や恐怖から痛みを認められない「否認」という防衛反応が働いていたり、「患者は痛ければそのことを訴えるはず」という医療者の思い込みから疼痛アセスメントを行わなかったり、医師の聞く姿勢のなさがその傾向を助長していることがわかったのです。

　がん患者における除痛とその副作用対策には、薬剤師の存在が欠かせない時代になりました。患者が、「このごろ、手術による痛みとは違う痛さがあるのだけれど、この痛みはがんとは違うよね？」と、担当の薬剤師に自分の不安を漏らすことができる、そんな関係づくりを目指していきたいものです。

〈参考文献〉
・片岡理恵：MMJ，4(6)：533-536（2008）

（後藤恵子）

〈参考文献〉
・E・キューブラー・ロス『死ぬ瞬間』読売新聞社（1998）
・後藤恵子『患者さんのセルフケアを支援する服薬カウンセリング』エルゼビア・ジャパン（2003）
・本田美和子，イヴ・ジネスト，ロゼット・マレスコッティ『ユマニチュード入門』医学書院（2014）

3. 多職種連携を進めるアサーティブなコミュニケーション

■ 医療チームを機能させるには

　患者とともに最善の医療を考え、各職種がそれぞれの専門性を発揮し、さらに互いのもつ情報を共有して、治療方針や目標を確認しながら治療にあたることが重要です。また、外来通院から入退院、在宅医療へと移行する患者にとっては、地域での薬薬連携を含めた医療連携、そして医療・福祉の連携が必要となります。

　薬薬連携が進めば、保険薬局の薬剤師は処方意図を把握して服薬指導にあたることができ、病棟では入院前の薬物療法の経過に基づいた、より効果的な薬剤管理指導業務を行えるようになります。近年の外来化学療法の普及などは、保険薬局、病棟、それぞれの立場で薬剤師としての職能を全うするためにも、連携を推し進める大いなる機会であると感じています。

　そうした連携をひとつずつ確かなものにし、チームとして機能するためには、それぞれの職種の理念（行動哲学など）や職務内容、患者を見る視点などを理解する必要があります。同じ薬剤師であっても、互いの業務内容をよく理解していないことが多く、勉強会やフォーラムの合同開催、情報交換などの実施により、顔が見える関係づくりは欠かせません。

■ 専門性を発揮するとは

　例えば入院高齢患者の血清クレアチニン値が若干高く、治療薬でさらなる腎機能低下が懸念されれば、薬剤師はその可能性を医師に伝えます。しかし、その医師は、たとえ将来慢性腎臓病（CKD）になる可能性があったとしても、治療効果が出始めており、ほかに代わる薬剤もないので、これまでの経験からギリギリまでその薬剤を使い続けたいと考えることもあるでしょう。そのようなとき、薬剤師は安全性を重視し、使用の中止をただひたすら訴えればよいのでしょうか？　あるいは、薬剤師として問題を提示したので、それで役割が終わったと考えてよいのでしょうか？　それとも、「ほかの薬ではこの治療効果が期待できない」という医師の意見に、エビデンスをもって代替薬を提示しますか？　過量投与にならないように血中濃度を測定

したり、タンパク尿などの検査データも仔細にチェックし、看護師には副作用の初期症状を伝え、症状が変化したり、患者が異変を訴えることがあればすぐ連絡するように依頼し、医師の方針に沿いながら患者の安全を守ろうとしますか？

　患者の容態・病歴などによっても判断は一様でないでしょう。しかし、薬剤師が自分の専門的立場から、一般的な見解だけを伝えることでは医療チームに貢献したことにならないのは明白であり、薬剤師の職能を果たしたことにはなりません。

　判断に迷うケースも多々あることでしょう。だからこそ、患者の考えを聴き、自分の見解を伝え、他職種の意見も尊重し、十分議論を交わす中で共通の目標を見いだし、それが決まれば、その中で自分のできる最善を尽くすのが専門職であり、プロだと考えます。

■ 相手を尊重した自己主張の仕方

　医療チームに限らず、同じ薬局内においても、議論が共にできる環境ばかりとは限りません。また、新人薬剤師にとっては、疑義照会でさえ勇気のいることだと思われます。最初に担当した医師の機嫌が悪く、さ細なことで怒鳴られたりすれば、それが第一印象となり、疑義照会にためらうかもしれません。相手のうっかりミスであることが明白であっても、一方的に指摘をすると、相手は無意識のうちに抵抗感を抱くものです。そこで「次回は気をつけよう！」と、前向きに対応してもらうには、相手に受け入れてもらえる伝え方を練習する必要があります。

　まず、あなたが自分の考えを伝えるときの癖を見直してみましょう。大別して3タイプの伝え方をあげてみました。

①一方的なけんか腰タイプ

　自分の考えの正当性ばかりを主張し、攻撃的な対応をするタイプです。そのような対応により、ときには相手に自分の考えを受け入れさせることができるかもしれませんが、柔軟性がなく建設的な話合いができない薬剤師という悪い印象が残ってしまうでしょう。強引に見えるそうした対応の背景には、相手に否定されることや、答えられない質問をされることへの不安と

いった自信のなさが隠されていることもあります。
②**事なかれタイプ**
　何か問題に遭遇しても、できるだけ問題視しないようにします。言うべきことを言わなかったり、不当に何かを押しつけられても泣き寝入りすることで問題をやり過ごします。この方法では問題が解決されないばかりか、自分自身が何のために仕事をしているのか、本当の意味で働くことの喜びを感じることは難しいかもしれません。
③**さわやかな自己主張タイプ**
　「一方的なけんか腰タイプ」と「事なかれタイプ」のちょうど中間に位置するのが、自分も相手も大切にした自己主張（アサーション、assertion）ができるタイプです。相手を非難することなく、また正論ばかりを振りかざすのではなく、相手の意見に耳を傾けながら、患者にとっても、チームにとってもよい方法を見いだそうとします。

■アサーションのための7つのアドバイス

　「苦手な人がいる」、「何を言っても反発される」、「自分の考えを相手に伝えるのが苦手」と感じている方は、7つのアドバイスを参考にアサーションを心がけてみましょう。
①**話す内容のポイントを自分なりにまとめる**
　話の要点をまとめるとともに、どこまで話合いの中で達成できればよしとするか、自分なりの心積りをもつことも大切です。
②**相手の状況や専門性を尊重する**
　相手の状況や立場を重んじて、都合を聞いたり、ねぎらったりすることから始めます。
　→「いま少し○○のことでお話ししたいのですが、お時間大丈夫ですか？」
③**表情や口調など、伝え方もアサーティブに**
　言葉遣いだけ丁寧でも表情や言葉の語気に憤りがあれば、相手に伝わってしまいます。表情にも気を配り、話し方も話の内容に合わせて丁寧にします。
④**主語を"私"にする**
　「何度言ったらわかるのですか？」、「それなら勝手にしてください」。その

ような相手を責める言葉の多くは、"あなた"が主語になっています。主語を"あなた"から"私"に変えるだけで、攻撃性は和らぎ主張的になります。
　→「患者さんのために、できることをもう一度一緒に考えましょう」

⑤**相手に認められようとせず、自分の職務を全うするために言う**

　相手に自分の存在を認めさせることが話合いの目的となると、結果が出なければ落ちこむだけです。患者にとって必要なことを伝えるのだと考えれば、無用な肩の力が抜け、逆に勇気がわいてきます。

⑥**結論を急がずアイデアを出し合い、現実的な一致を見いだす**

　「これしか答えがない」のではなく、どうすれば理想に近づけるのか、粘り強く話し合う姿勢も必要です。同じことを繰り返し言うだけではなく、根拠のあるデータを提示したり、相手の言い分に耳を傾け、薬剤師として自分のできることを提案します。どこまでが譲れる範囲か、あらかじめ考えておくことも必要でしょう。

⑦**感謝の気持ちを伝える**

　時間を割いてくれたこと、教えてくれたことに対し、相手に感謝の気持ちを素直に伝えます。そしてその結果、患者はどうなったか、情報がどう役立ったかを相手にフィードバックします。

> **Question** 理想に燃えてやってきた新しい職場で、「あなたに頑張られると、私たちがさぼっているように見えるのよ」と先輩からプレッシャーをかけられました。どうしましょう。

> **Answer** 「職場を変えれば問題は解決する」でしょうか。逃げ出したくなったときには我慢して、ステップアップの時期が来たら笑顔で転職しましょう。今は、まずあなたに何ができ、何ができないのか、あなたがその職場で学べることは何か、患者のためにできる改善点は何かを考え提案しましょう。提案は、受け手（職場の責任者や先輩など）の立場も考え、受け入れやすい形で提案します。そして表現はアサーティブに！アサーションを学び、それを生かすのはあなた次第です。自分はどんな薬剤師でありたいのか、その原点に立ち返って乗り切りましょう。

（後藤恵子）

〈参考文献〉
・後藤恵子『薬学生・薬剤師のためのヒューマニズム』184-190，羊土社（2011）

PART 2

薬剤師としてのマナーを身につけよう

医療者としてのマナー

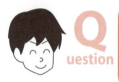

Q 医療者の一員である薬剤師として、守らなくてはならないマナーってどんなこと？

　大学で薬学を学び、国家試験にも合格。薬剤師として基本的な薬学的知識は身につけたつもりです。しかし、その前に、医療者の一員である薬剤師として身につけておく必要があるマナーってあるのでしょうか？　薬学的な知識だけ身につけていても、実際、患者に対してスムーズに服薬指導ができないのではと不安なのですが…。

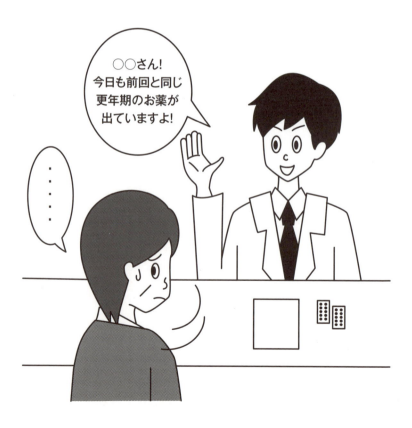

Answer 医療者としてのマナーで最も大切なことは、「患者のプライバシーを守ること」です。薬局内では、患者に関するさまざまな情報が扱われますが、その多くはプライバシーにかかわるものです。仕事に慣れてくると、ついプライバシーを軽く扱いがちになりますが、薬剤師は、常に患者のプライバシーへの配慮の大切さを強く認識し、行動に移すことが必要です。

　たとえば、薬局の窓口で患者にはっきり聞こえるようにと、薬剤師が疾患名や病状、処方薬などを、ほかの患者にも聞こえるような大きな声で話している情景が時折見受けられます。しかし誰でも、「疾患名や病状を、ほかの患者に聞かれたくない」と思うのが普通です。また、「近所の人には、病気のことを知られたくない」と感じている患者も少なくありません。プライバシーの確保に重点を置いた設備（カウンターの仕切りや配置など）にするとともに、接遇面でも工夫します。疾患名や病状、処方薬などのやりとりは、患者当人にのみ聞こえる程度の声で話すように気をつけます。薬局が地域のかかりつけ薬局としてより身近な存在となるには、プライバシーへの配慮は欠かせません。

　なお、医療者には、業務上知り得た情報についてほかに漏らしてはならない「守秘義務」があります。医師や薬剤師、助産師が守秘義務を果たさない場合には刑法第134条によって、刑事罰が科される場合もあります。薬局の就業規則の服務規程にも、守秘義務について明記されているはずなので一度目を通しておきましょう。

　また、薬局外においても、薬局内での出来事や患者の情報などを話題にすることは避けます。薬局のイメージダウンにつながったり、不信感を抱かれる原因をつくることになりかねません。

（宮本千絵）

Point
- 患者のプライバシーを守ることは医療者として最低限のマナーです。

場面ごとのマナー

Question 白衣の中であれば、どんな服装をしてもいいですよね？

　今日は仕事の後、久しぶりに学生時代の友人たちと食事をするので、少し気合を入れておしゃれをしてきました。ミニスカートにタンクトップ。その点、白衣はどんな服装も隠せるので便利ですよね。ロングヘアも念入りにカールしてきました。仕事が終わったらすぐ行けるようにネックレスやピアス、ネイルもバッチリ。今日一日ぐらいならこのまま仕事をしても問題ないと思っているのですが…。

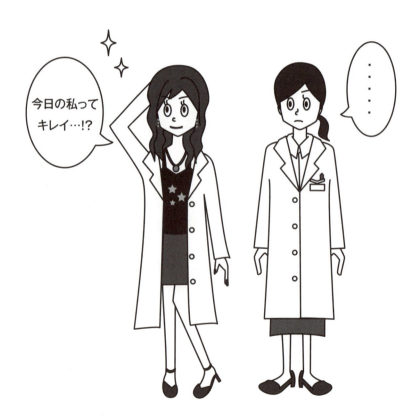

薬剤師の身だしなみは、薬局の第一印象を左右します。薬剤師の立居振舞や服装・身なりといった外見的な部分によって、薬剤師だけでなく薬局に対する第一印象も決まってしまうのです。薬局を訪れる患者の中には年配の方も多いので、若い人にとっては「普通だ」、「そんなに派手ではない」と思えるような身なりでも、年配の方には「派手」とか「非常識」と映ることがあると、認識しておきましょう。また、薬という命にかかわるものを扱う薬剤師として患者に信頼されるためには、「清潔感・安心・安全」という印象を与える身だしなみをすることは非常に重要です。どんな年代の患者にとっても、「この人なら自分の薬を任せても安心」と思ってもらえるような身だしなみを心がけましょう。

〈身だしなみのポイント〉

- 白衣や制服などのユニフォームは、シワや汚れのない清潔なものを常に着用し、相手に見えるように名札をつけます。
- 白衣の中の服も清潔感があり、活動しやすいものを着用します。派手な色やデザインのもの、動きづらいロングスカートや、襟元や袖口にボアがついているものも避けます。
- アクセサリーは、仕事に支障をきたさない最小限のものにとどめます。
- 化粧は、清潔感があり健康的なナチュラルメイクを心がけます。
- 特に、調剤に支障をきたさないように注意します。たとえば、乱れた髪は整える、長い髪は束ねる、香水やコロンはつけない、などです。
- マニキュアはつけず、爪は短く切りそろえます。
- 患者に不快感を与えることがないよう配慮します。口臭に注意し昼食後には歯磨きをする、髪の毛は明るすぎる色に染めない、などです。

（宮本千絵）

Point

- 薬剤師の身だしなみが、薬局の第一印象を左右します。
- 患者に清潔感と信頼感を与える身だしなみを心がけましょう。

場面ごとのマナー

Question 患者からの質問にすぐ答えられないときには？

　情報を正確に、的確に相手に伝えるためにも、社会人として正しい言葉遣いを身につける必要があります。薬局においては薬剤師の言葉遣いが、その薬局が提供するサービスの質を表しているといっても過言ではありません。

　患者から薬について質問され、先輩薬剤師や医師に確認しないとすぐ答えられないときに、患者にそのことを伝え、待っていてもらうにはどのように言えばよいでしょうか。

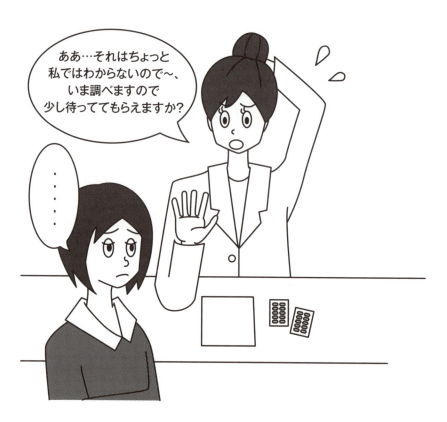

医療者は常に患者本位で考え、挨拶や敬語をうまく使って円滑なコミュニケーションを図ることが求められます。患者の質問にその場ですぐ答えられない場合は、「申し訳ございませんが、確認いたしますので少々お時間をいただいてもよろしいでしょうか?」と返し、了承を得るのが適切な対応です。

〈言葉遣いのポイント〉

- 専門用語はわかりやすい言葉に置き換えます。
  例:薬袋→薬の袋、薬歴→薬の記録、頓服→症状が出たときに飲む薬
- 仲間言葉は避けて、正しい敬語を使います。
  少なくとも、ものごとを丁寧に言い表す丁寧語は使えるように普段から気をつけておきましょう。
- 何かを頼むときは、命令形は依頼形に、否定形は肯定形にして、えん曲表現にします。
  例:「もう少し待ってください」→「もう少々お待ちいただけますか」、
  　　「できません」→「いたしかねます」、「知らない」→「わかりかねます」
- クッション言葉を活用します。
  相手の希望に添うことができないときや何かをお願いするとき、こちらの謙虚な気持ちを伝え、ワンクッション置くためにクッション言葉を使うと相手にソフトな印象を与えます。
  例:「恐れ入りますが~」、「お手数ですが~」、「あいにく~」　　（宮本千絵）

Point

- 社会人として、相手の立場を尊重した正しい言葉遣いを心がけましょう。
- えん曲表現やクッション言葉を活用して、円滑なコミュニケーションを図るようにしましょう。

場面ごとのマナー

Q uestion **終業時刻が過ぎたので帰りたいけれど、周りの人はまだ忙しそうにしているときには？**

　本日の自分の仕事も片づき、定時も過ぎてきりがよいのでそろそろ帰ろうと思います。しかし、ほかの人たちはまだ忙しそうに仕事を続けており、なんとなく先には帰りづらい雰囲気です。そんなときどうすればよいのでしょうか。

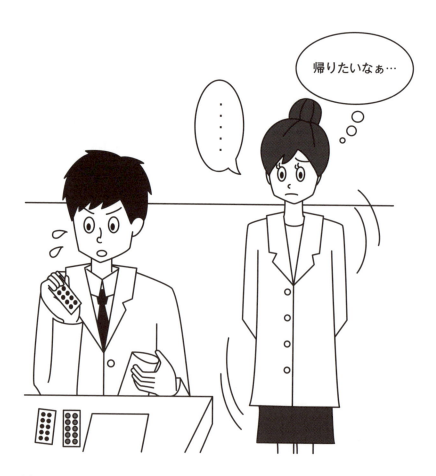

Answer　先に帰ってよいか迷ったときは、上司や先輩に確認します。自分の仕事が終わったのに、周りの人の仕事がまだ終わっていないときは、手伝えることがあるか尋ねる気遣いをもちましょう。たとえ新人でも、薬局の一員として自覚をもって仕事にあたる必要があります。出社時間・退社時間のどちらも注意し、時間管理や仕事の見通しを常にもちながら仕事にあたりたいものです。また、職場ではけじめをもって行動し、人間関係の基本となる挨拶は欠かさないようにしましょう。

〈出社時・退社時の基本マナー〉

出社時
- 余裕をもって出社し、薬局の開店準備をします。開店時間にはしっかり患者を迎えることができるように、薬局内外の清掃と整理整頓、トイレの清掃、エアコンや機器の電源投入、調剤における消耗品の補充など環境整備を率先して行います。清掃が行き届いているかどうかは、薬局の印象を大きく左右するので、常に清潔な状態を保つように管理します。
- 体調不良や交通機関の遅れなどでやむを得ず欠勤や遅刻をする場合は、開店時間前までに連絡を入れます。

退社時
- 今日の仕事を振り返り、今日のうちに確認しておくべきことがあれば先輩や上司に報告・相談し、翌日の予定や段取りを確認します。
- 薬局全体や周りの人の仕事の状況を見渡し、薬局の一員として自分にできることはないか考えます。
- 用事などで早く帰る必要があるときは、「申し訳ありませんが、今日はお先に失礼いたします」と、挨拶をして退社します。

（宮本千絵）

Point
- 出社時・退社時の時間管理、挨拶には気を配りましょう。
- 新人であっても、薬局の一員として自覚と周囲への配慮をもって仕事にあたることが大切です。

場面ごとのマナー

Question　不在者あてに電話がかかってきたときには？

　薬局業務中には、患者からの問合せのほかにもさまざまな電話がかかってきます。電話は相手の表情を見ることがない声だけのコミュニケーションなので、電話をとった人の受け答えの印象が、薬局全体の印象や評価につながります。電話対応においては、想像以上に多くの要素で判断されることを常に意識しなくてはなりません。電話をかけてくる人は用事があってのことですから、相手の意に沿えるような対応が必要です。どのような点に気をつけたらよいでしょうか。

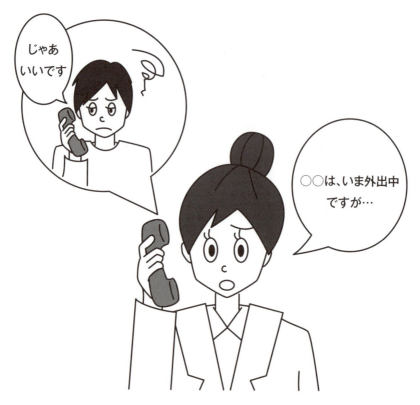

Answer

名指しの人が不在のときは、「申し訳ございません、あいにく〇〇は外出しております。△時には戻る予定ですが、戻りましたらこちらから折り返しご連絡させていただきます」と伝えます。折り返しの電話を頼まれたら、「念のため電話番号をお願いします」と尋ねましょう。急いでいる様子や困った様子が感じられたら、「私□□と申しますが、お差し支えなければ代わりにご用件を承りますが」と伝えます。

〈電話応対の基本〉

①薬局を代表して話している自覚をもち、丁寧な言葉遣いをし、敬語の使い方に気をつける。

②早口でなくはっきりした発音を心がけ、手際のよい簡潔な受け答えをする。

③相手の話は必ずメモをとり、聞き間違いや聞き漏らしに注意する。いつ、誰から誰あてに、どんな内容で、折り返しの連絡は必要かどうか、メモを残す。

④伝言を受けたら連絡を徹底し、約束したことや依頼されたことは確実に処理する。

〈電話を受けるとき注意すること〉

- 相手が名乗らなかったり、聞き取れなかったら、「失礼ですが、どちら様でしょうか」、「恐れ入りますが、もう一度お名前をお願いできますでしょうか」と尋ねる。
- 問合せやクレームへのあいまいな返答は信用を失うので、わからないときはわかる人に代わるか、「すぐにはわかりかねますので、調べまして、のちほどご連絡差し上げてもよろしいでしょうか」と言う。
- 伝言は復唱して確認し、最後に「〇〇が承りました」と名乗る。（宮本千絵）

Point

- 薬局全体の印象や評価につながるため、相手に対する細かい心配りが必要です。
- 丁寧、迅速かつ確実な対応を心がけましょう。

場面ごとのマナー

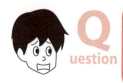

Q 疑義照会で医師を訪問するときには？

　薬局の業務において、処方せんを発行した医療機関の医師に疑義照会や、患者の状態についての問合せなどで直接面会したり、打合せ会議などで訪問する機会があります。また、配薬などで患者宅を訪れる場合もあります。どのようなことに気をつけて訪問すればよいのでしょうか。

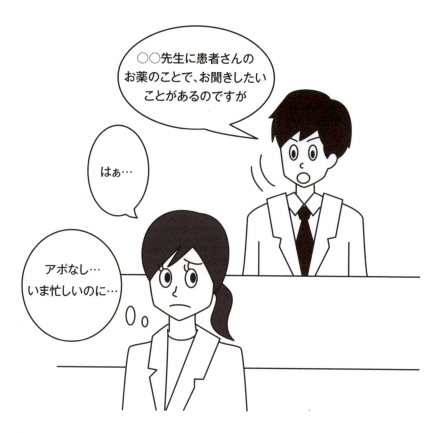

基本的には、患者に対しても、医師などの医療者に対しても、アポイントメントなしで訪問することはせず、事前に電話で面談予約をとり訪問するのがマナーです。医師への疑義照会の際は、まず電話をかけて用件、緊急度合い、面会の必要性などを伝えることが必要です。

〈訪問のアポイントメントをとる〜準備〉

- 電話をかけて訪問の目的を伝え、面談を申し入れます。了解が得られたら、希望時期、おおよその所要時間を伝え日時を調整します。こちらから面談をお願いした場合には、先方の都合を優先させるのが原則です。同伴者がいるときはあらかじめ伝えておきます。
- 医師との面談は、薬剤師として職能のアピールの機会でもあります。複雑な疑義照会や処方変更の提案などの際は、説明資料や代替案などをしっかり準備しましょう。

〈訪問の際に留意すべきこと〉

- 初めての訪問のときは、受付で名刺を出して薬局名と名前を名乗り、約束の時間と訪問相手を伝え、取次ぎを頼みます。部屋に通されたら案内者に勧められた席に座り、勧められないときは入口に近い下座に座ります。待合室で待つ際は、席は患者優先であることに留意します。
- まず挨拶し、時間を割いてくれたことへのお礼を述べます。
- 患者の情報や医薬品の副作用などの相談は、ほかの患者に聞こえないように注意します。

（宮本千絵）

Point

- 訪問先では薬局の代表であることを忘れず、笑顔と挨拶、節度あるさわやかな話し方を心がけましょう。
- 忙しい時間を割いてもらっていることを忘れず、時間を有効に使い、時間配分に留意して面談を進めましょう。

場面ごとのマナー

Question 薬剤師がお酒やタバコを楽しみたいときには？

　お酒とタバコはし好品ですが健康や治療に大きく影響を及ぼします。喫煙している医療者が、患者に厳しく禁煙を勧めることができるでしょうか？ 実際には、禁煙を勧告する矛先が喫煙者は鈍ってしまうようです。服薬指導の際に、禁煙への意識を高めるように働きかけるにはどうしたらよいのでしょうか。

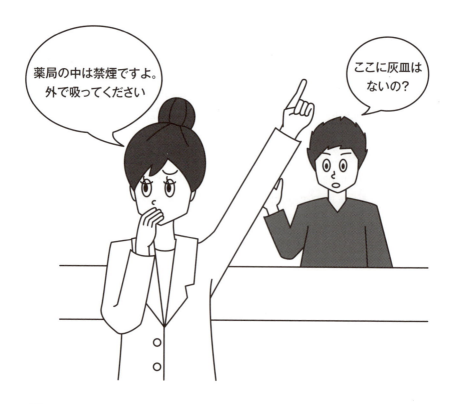

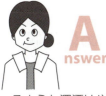

Answer 薬剤師だからといって、プライベートの時間にお酒を飲んではいけないことはありませんが、仕事に差し支えるような深酒はやめましょう。

　一方、タバコについては医療者として禁煙が望まれます。平成17年（2005年）には「たばこの規制に関する世界保健機関枠組条約」が発効され、タバコ対策は世界的な動きになっています。日本薬剤師会は、平成15年（2003年）に『禁煙運動宣言』を採択し、平成18年（2006年）に「薬局・薬店ではたばこの販売を行わない」という宣言文を追加した『新・禁煙運動宣言』を公表しました。また、日本病院薬剤師会は、平成19年（2007年）に薬剤師は禁煙の推進・受動喫煙の防止に貢献するという『禁煙推進宣言』を採択しました。

　実は、日本の喫煙率は先進国のなかでは高く、成人男性の喫煙率は31.0%で、特に30～50歳代男性では40%近くになります[1]。また、成人女性の喫煙率は9.6%で、男女計で19.9%です[1]。喫煙習慣のある薬剤師はぜひとも禁煙を実践し、その経験を患者の禁煙の支援に生かしてください。

　一般の人は、肺がんや気管支炎に喫煙が関与することは知っていても、心臓病、脳卒中、胃潰瘍、歯周病との関連については知らない人が多いという報告[2]があります。服薬指導の際は「タバコを吸いますか？」、「心臓の病気にタバコは悪影響を与えます」と積極的に声をかけ、禁煙への意識を喚起しましょう。

＊1　日本たばこ産業「2015年全国たばこ喫煙者率調査」（2015）より
＊2　健康日本21評価作業チーム「健康日本21」最終評価（2011）より　　　（泉かほる）

Point
- 飲酒は翌日の仕事に差し支えないようほどほどにしましょう。
- 医療者として禁煙することを心がけましょう。
- 服薬指導の際、患者に喫煙の悪影響を啓発することも薬剤師の仕事と考えましょう。

場面ごとのマナー

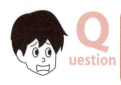

Question ビジネスメールでは、始めに時候の挨拶が必要なの？

　薬局と外部との連絡には、電話以外にもさまざまな手段が考えられます。eメール（電子メール）が文書の記録ができる点から自社内や取引先などとのやり取りに利用されることが普通になっていますが、薬局業務においてはFAXもまだよく利用されます。社会人としてのメールマナーには、通常の文書やメールのやり取りとは違う点もあるので再確認する必要があります。

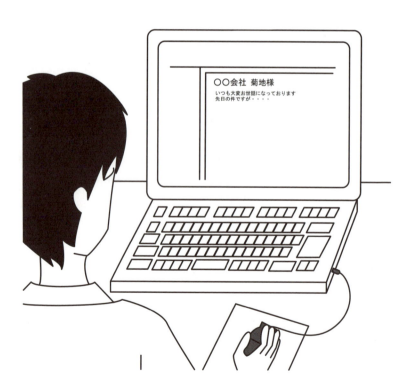

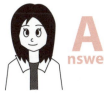

Answer eメールでは時候の挨拶は不要です。あて先に続いて、「いつもお世話になっております」程度の簡単な挨拶文を入れた後、簡潔に本文を記載します。

〈eメール〉

あて先 アドレスの間違いに注意し、CCとBCCをうまく使い分けます。

※ CC（カーボン・コピー）は、あて先の人と同じ文書が送られます。また、あて先の人にはCCの人にも同じ文書を送ったことがわかります。BCC（ブラインド・カーボン・コピー）は、あて先やCCの人と同じ文書が送られます。しかし、あて先やCCの人にはBCCの人にも同じ文書を送ったことはわかりません。

※ CCあるいはBCCに自分のアドレスを入れておくと、確実に送信されたかを確認することができます。

件名 用件がすぐわかるような件名をつけます。

本文 「○○会社○○様」と、相手の所属と名前から書き出し、続いて自分の所属と名前を書きます。続いて「いつもお世話になっております」程度の簡単な挨拶文の後、用件を記載します。

- 必要事項は簡潔に、箇条書きを利用するなど、読みやすい文章を心がける。
- 1行36〜38文字程度で適宜改行する。

添付書類 書き換えを防ぐためPDF形式で送ります。

〈FAX〉

初めての相手に送る場合や重要あるいは急用の場合などは、FAX送信前に電話で「これから○○の件でFAXを送ります」と、伝えると確実です。

薬局外（取引先など）へのFAX送信 1枚表書きをつけて送信します。発信日時、送信先の会社名・部署・氏名、発信元の会社名・部署・氏名、件名、送信枚数、簡単なコメントを書き添えます。

（宮本千絵）

Point

- 利用しやすいeメールも、気持ちよくやり取りを行うためにはビジネスメール独自のルールを守ることが必要です。
- FAXする際は、確実に相手に用件が伝わるように細かい点まで配慮しましょう。

PART 3

こんなときは
どうする？

保険薬局編　コミュニケーション

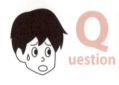

患者に最初に挨拶するときには？

　患者が薬局に入ってきたことに気づいたら、何か対応しなければ相手に失礼です。いくら忙しくても挨拶はしましょう。薬局では、患者にどんな言葉をかけると適切でしょうか。

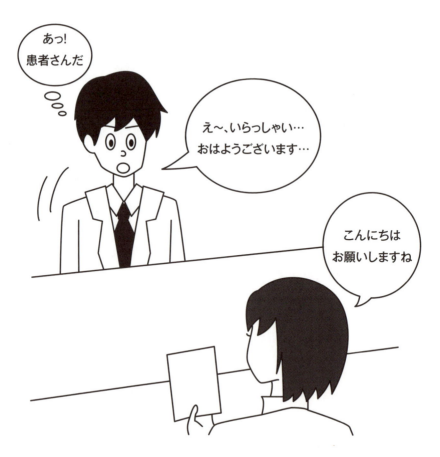

A 挨拶は相手に好感と敬意を示し、関係をつくる第一歩です。来局された患者には、まず時刻に合わせた挨拶をします。午前11時半くらいまでは「おはようございます」、午後は日没くらいまでは「こんにちは」、日没以降は「こんばんは」が通例です。

　一般のお店ではお客様に「いらっしゃいませ」と声をかけますが、「いらっしゃいませ」とは人の来訪や、客の来店を歓迎するときに使う言葉です。病院や保険薬局で「いらっしゃいませ」は不適切です。

　また、患者が薬を受け取りにカウンターまで来たときは、最初に「お待たせしました」と声をかけます。なお、帰るときは「ありがとうございます」ではなく、「お大事に」と声をかけます。

　挨拶の際に忘れてならないことは、マニュアル化された挨拶は相手にも伝わってしまうことです。表情は印象に大きな影響を及ぼすので、やはり大切なのは笑顔です。無表情やぶっきらぼうでいると相手に「感じの悪い薬剤師だな」、「私を嫌っている」などと思われます。そして、患者の顔を見てアイコンタクトをとりましょう。目を合わせることが相手を受け入れる第一歩です。患者の近くにいるのに、うつむいたりそっぽを向いたりして挨拶をするのは失礼にあたります。いかにもマニュアルどおりという挨拶にならないよう、気持ちよく挨拶をしましょう。

(泉かほる)

Point

- 「おはようございます」、「こんにちは」、「こんばんは」が挨拶の基本です。
- カウンターでは「お待たせしました」と声をかけましょう。
- 笑顔などの表情が印象に大きく影響します。

保険薬局編　コミュニケーション

Q 歩くのがつらそうな患者が待合室にいるときには？

　服薬指導は患者の状態を考慮し、できるだけ患者が楽に話を聞けるよう工夫します。患者は痛みがあったり、気分が悪いことがありますし、視覚や聴覚に障害のある人が訪れることもあります。患者が歩くのがつらそうだとわかったらどのように対応しますか。

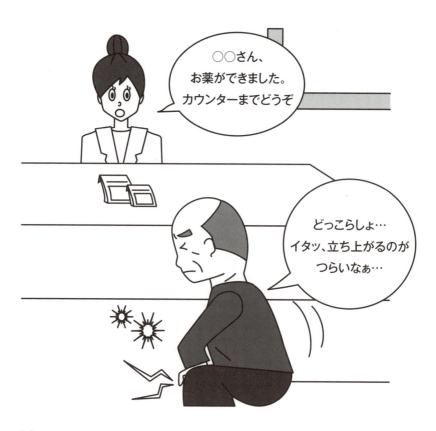

Answer 　患者が歩きづらそうなときは、薬剤師の方から患者のそばに出向きましょう。ただし、「周囲の人に話を聞かれたくない」と気にする患者もいますので、プライバシーには配慮します。「ここでお薬の説明をしてもよろしいでしょうか」と確認します。

　また、多くの高齢者は、老眼や老人性白内障のため視力が低下します。個人差はありますが老眼は40歳代から始まり、裸眼視力は60歳代で0.5～0.6、70歳代で0.4弱、80歳代で0.2～0.3といわれています。したがって、読みやすくするためには、文字を大きくすることに加え、照明の明るさも必要になります。さらに、水晶体が黄変するため青色と黒色、白色と黄色の区別が困難になることも覚えておきましょう。

　視覚障害の患者の中には点字を判読できない方もいますので、患者と相談して薬を区別する方法を考えます。「弱視者・視覚障害者用記号シール」やホッチキスの留め方で区別する方法もあります。なお、耳の遠い高齢者に対してはゆっくり大きな声で話します。

　また、高齢者は握力が低下し手先に力が入らなくなり、一包化した薬包紙を手で破れないこともあります。そのほかに点眼できない、チューブのふたの開け閉めが難しい、錠剤を手でつかみにくいなどの問題も生じます。

　脳血管障害の後遺症などによる手足の麻痺、嚥下障害などがある場合も、服薬が可能かどうかを確認しましょう。

（泉かほる）

Point

- 歩行が困難な患者には、患者のそばに出向いて服薬指導をしましょう。

保険薬局編　コミュニケーション

Question 「副作用が怖いから薬を飲みたくない」と話す患者に服薬指導をするときには？

　「副作用が怖い」と患者が訴えている場合、本人あるいは家族や友人などに副作用で苦しんだ経験があることが多いようです。副作用をとても気にする患者に服薬指導をするときどのように説明しますか。

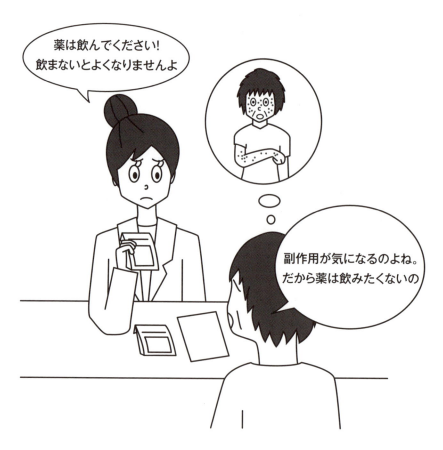

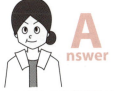

Answer　服薬を拒否する人には、自分自身あるいは身近な人に副作用の経験があることが多いです。副作用を怖がる人に対して薬剤師は患者の気持ちを聞くことが大切です。

薬剤師　「薬を飲みたくないというのは、どのようなお気持ちからですか?」
患者　　「薬の副作用が怖いの。だから薬は飲みたくないの」
薬剤師　「副作用が怖いから、薬を飲みたくないのですね」
患者　　「そう。実は以前、膝が痛いときに飲んだ薬で食欲がなくなるし、胃がとても痛くなったのよ」
薬剤師　「薬で食欲がなくなって胃が痛くなったことがあるのですね」
患者　　「薬って怖いなって…それで薬が嫌になったんです」
薬剤師　「薬って怖いなと思い、飲むのが嫌になったんですね。大変な経験をされたんですね」
患者　　「ええ」
薬剤師　「今日の薬は膝の痛みのときに出された薬とは働きも全く違う種類の薬です。血圧を下げる薬ですよ。この薬についてはいかがですか」
患者　　「そう…そうだったわね…血圧の薬なのよね」

　このように薬剤師が患者の話を共感しながら繰り返すことで、患者は自分のことをわかってもらえたと感じます。その安心感に加え、自分の話をあたかも鏡に映したように繰り返されることで、自分の考えを客観的に吟味することができ、新たな意見を受け入れることができるようになります。さらに副作用の初期症状を患者に伝えるとともに、異変があれば連絡するよう伝えます。加えて、薬剤師が副作用モニタリングを行い、安全性を確保するための体制があることをしっかり説明することで、患者の安心感につながります。

（泉かほる）

Point
- 薬の説明をすることに加えて、副作用に対する患者の気持ちを聞きましょう。
- 副作用への対処法を指導するとともに、安全性を確保するための体制について説明をしましょう。

保険薬局編　コミュニケーション

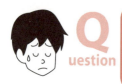

Question　薬をよく飲み忘れるという患者に、服薬指導をするときには？

　薬の飲み忘れはよくあることですが、薬剤師が「忘れずにきちんと薬を飲んでください」と注意するだけでは問題解決になりません。よく飲み忘れるという患者や、経過から飲み忘れが推察できる患者にどのようにアプローチしますか。

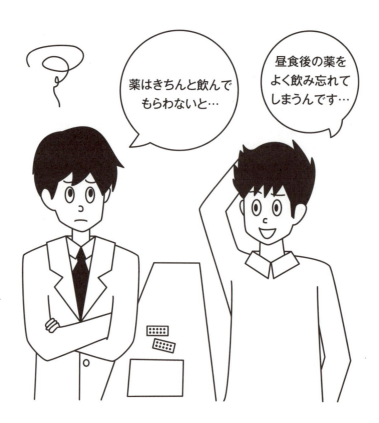

「薬をよく飲み忘れる」という患者には、食事の回数や時刻、就寝時間など生活習慣を尋ね、服薬するタイミングや忘れない工夫を患者と相談しましょう。服薬に負担が伴うと、患者は服薬をやめることが多いようです。特に服薬が長期にわたる慢性疾患では、服薬を勝手にやめたり、用量を調節する可能性が高くなります。

全国998の薬局と1927人の患者を対象にした実態調査＊によると、残薬が多く見られることがわかりました。薬局の回答では、残薬を有する患者は「頻繁にいる」17.1％、「ときどきいる」73.2％で、合計は9割以上になりました。また患者の回答では、残薬が発生した理由としては、「飲み忘れが積み重なった」67.6％、「自分で判断し飲むのをやめた」21.5％、「新たに別の医薬品が処方された」21.5％、「飲む量や回数を間違っていた」6.8％など、飲み忘れが約7割と多くなっていました。

患者の服薬については「コンプライアンス」ではなく、「アドヒアランス」という姿勢が望ましいとされています。「コンプライアンス」は指示されたことに従うことであり、「アドヒアランス」は、患者が病気や治療の必要性を理解して積極的に治療を続けることです。薬剤師は、患者が服用している薬について理解し、興味をもってもらうように服薬指導で薬の飲み方を説明するだけでなく、病気や服薬の目的なども説明し、薬物療法を支援します。

＊ 平成25年度厚生労働省保険局医療課委託調査「薬局の機能に係る実態調査」(2013) より

（泉かほる）

Point

- 食習慣など生活スタイルを尋ね、無理なく服薬できるかどうかを確認しましょう。
- 積極的に薬物療法に取り組むように、患者を支援しましょう。

保険薬局編　コミュニケーション

Question　薬の説明はいらないという患者に対応するときには？

　急ぐから説明はいらないという患者は、保険薬局で必ず見かける患者のひとりです。また、薬についてすでによく知っているから説明はいらないという患者もいます。薬剤師は、患者の希望どおりに対応してよいのでしょうか。

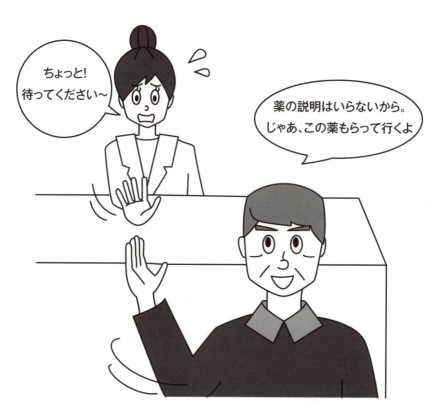

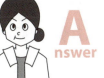

「急いでいるから」という患者の中には、ただ気がせいているだけのこともあり、実際には5分くらいなら服薬指導に時間をとっても大丈夫という人もいます。「○分くらい薬の説明にお時間をいただいてもよろしいでしょうか」と見通しを示してあげると、患者は安心できますし、「それくらいなら説明を聞いてもよい」と判断できます。

ただし、薬剤師は患者の身近な医療者として、特に薬物療法の安全性を守ることが何よりも大切です。そのことを忘れずに患者ひとりひとりの状況と処方内容を見て、どのような対応が適切か判断します。ただし、初めて来局した患者に何も説明せずに薬を交付することは避けましょう。顔見知りの患者でも、処方が変更になったときは服薬指導が必要です。

電車の時間が迫っているからとか、遅刻してしまうからと本当に理由があって急いでいる人には、患者の都合を考慮して対応します。たとえば、薬剤情報提供書の必ず読んでもらいたい部分にマーカーで印をつけたり、伝えたい情報を書いたメモを渡すなど、情報提供の方法を工夫します。

さらに、患者が帰る際に「いつでもよいので来てください」と念を押すなど、時間のあるときに薬局に来てもらうことも提案しておきます。

（泉かほる）

Point

- 服薬指導の所要時間を告げて、患者の都合を尋ねましょう。
- 患者が急いでいても、患者の安全を守ることを最優先に考えましょう。

| 保険薬局編　コミュニケーション

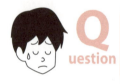

Question 患者が長話をして、なかなか帰ってくれないときには？

「困った患者はどんな人ですか？」と薬剤師に質問すると、長話をしてなかなか帰ってくれない患者がよくあげられます。困っているのは薬剤師ですが、実は患者も「自分のことをわかってもらえない」と困っているかもしれません。長話をする患者にどう対応しますか。

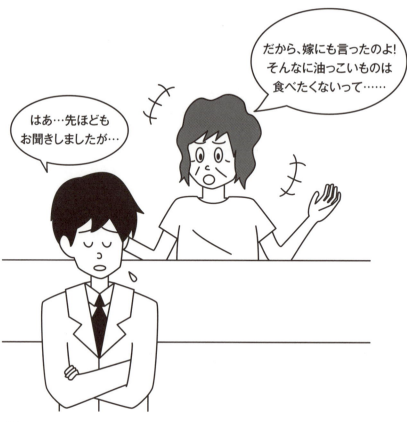

患者がだらだらと長話をするとき、同じことを何回も繰り返すことがあります。同じ話を繰り返す理由のひとつは、自分が言っていることが相手に「わかってもらえていない」と感じるからです。

「わかってもらえた」と患者に感じてもらうためには、聞いた内容を効果的に繰り返します。長い話は要約して構わないので、「いまおっしゃったことは、……ということですね」と聞いた内容を患者に返します。繰り返しを効果的に行うためには、話のポイント（相手の気持ちが強い部分）をとらえて繰り返すことです。そうすることで、患者は自分の話が伝わったことがわかりますので別の話に移ることができます。薬局が忙しいときに患者がだらだらと話をすると、薬剤師はついつい「いつまでも話が終わらないなあ」、「また、話の長い患者につかまってしまった。まいったなあ」、「早く帰ってくれないかなあ」などと思うことでしょう。そんな風にイライラしながら患者に対応していると、患者はますます自分の言いたいことがわかってもらえないと感じます。さらに表情や態度などの非言語は、相手に多くのことを伝えるため、「あの薬局は感じが悪い」などと患者に悪い印象を与えます。

また、本当に忙しいときに長話を打ち切るためには、「今日は忙しいので、残念ですが○○さんのお話をゆっくり聞くことができません。時間のとれるときに、ぜひまたお話を伺いたいと思います」と提案することも対処法のひとつです。しかし、ただの世間話と判断し無視したりしないで、ときには薬剤師が患者の話を時間をかけて聞いてあげることも大切ではないでしょうか。

（泉かほる）

Point

- 患者が話した内容を繰り返したり、要約したりしましょう。
- 別なときに改めて話を聞くことを提案しましょう。

保険薬局編　コミュニケーション

Question 代理人に服薬指導をするときには？

　保険薬局に処方せんを持って来たり、薬を受け取りに来たりするのは患者本人とは限りません。患者の家族や近所の人、ヘルパーなどもいます。そのようなときに、患者本人ではないからと単に薬を渡すだけでよいのでしょうか。

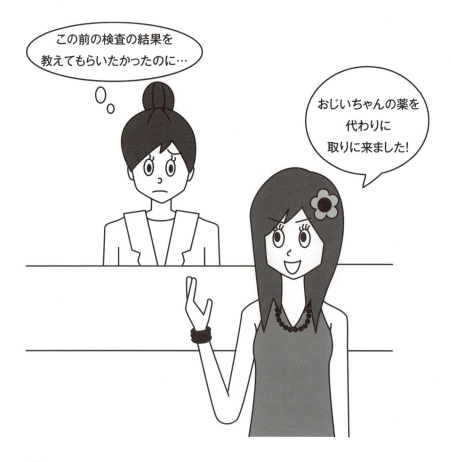

保険薬局で薬を交付するときは、通常、患者本人かどうかをフルネームで確認します。もし患者本人でない場合には代理人と患者との関係を尋ねます。さらに、患者がいま待合室にいるのか、駐車した車で待っているのか、自宅にいるのか、などと患者の居場所を尋ねます。小さな子どもの母親や父親以外には、患者が薬を受け取ることができない理由も確認しておきましょう。もしかしたら病状が変化していることがあるかもしれないからです。

慢性疾患では長期間の処方が多いので、面談できる次の機会まで何も聞かないでいるとあっというまに何ヶ月か経過することがあります。薬剤師は医療の一端を担っているので、代理人からも患者の経過や近況を教えてもらいましょう。体調の変化や暮らしぶり、服薬状況、別の医療機関にかかっているかどうか、などを代理人に尋ねると患者とは別な視点の情報が得られることもあります。

代理人がいっしょに暮らしている家族であれば、なおさら貴重な情報が得られるはずです。そういった情報を知ることで、患者の新たな問題に気づき、問題解決につなげることもできるでしょう。また、家族が患者のケアで疲れていたり、悩んでいると思えたら、その家族の話を共感しながら聞いてあげましょう。そうすることで多少なりとも家族の癒やしや助けになれば、ひいては患者の支援にもつながるはずです。

（泉かほる）

Point

- 患者と代理人との関係、本人の居場所、薬局に来られない理由を確認しましょう。
- 患者の体調や経過、暮らしぶり、服薬状況、別の医療機関にかかっているかどうか、などを代理人に尋ねてみましょう。

保険薬局編　コミュニケーション

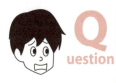

Q uestion **患者の家族を名乗る人から薬局に電話がかかってきたときには？**

　薬局には毎日いろいろな電話がかかってきます。営業であったり、連携する施設であったり、はたまた患者本人であったり。その中でも、患者の家族を名乗る人から電話がかかってきて「現在飲んでいる薬の内容を教えてほしい」と依頼された場合、どのように対応するのがよいのでしょうか。

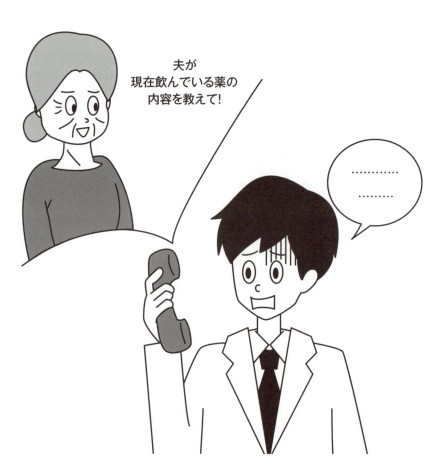

Answer　薬局にかかってくる電話で、お薬に関する相談や、問合せは意外と多いのではないでしょうか。忙しいときに限って、そのような電話がかかってきます。患者の家族ということで安心して、患者本人の服薬情報を伝えてしまいがちですが、本当に家族なのか確かめてから伝えるようにしなければなりません。まずは、その電話でいきなり伝えてしまうのではなく、「折り返しご連絡させていただきます。連絡先の電話番号とお名前を教えていただけますか」と伝えることによって、かなりの確率で本当の家族かどうか判断することができます。また、なぜお薬の情報が必要なのか、こちらから理由を確認することも必要です。目的次第では、教えないという選択肢もあります。

　原則として、服薬情報を家族であっても本人以外に伝えるということは、なるべく避けるようにすべきです。このような電話の対策としては、最初に患者本人に、「家族からの服薬情報の問合せがあった場合には、伝えても構いませんか？」と意思を確認しておく方法もあります。

　服薬に関する情報は、非常にセンシティブな情報なので、取扱いは慎重にならざるをえません。

　また、医療機関からの問合せであっても、折り返し連絡として相手方を確認するのが大切です。

（伊集院一成）

Point
- 個人情報に関する問合せ電話は、必ず折り返しとしましょう。
- 必ず連絡先と氏名、情報が必要な理由を確認しましょう。

保険薬局編　困った状況

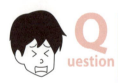
Question　薬の在庫がないときには？

　医薬分業が定着しかかりつけ薬局として、さまざまな医療機関から処方せんを受け付けるようになりました。そのようなときに、薬の在庫がないことも珍しくありません。その場合の対応は、患者の状態、受け付けた時間・曜日などによって異なります。

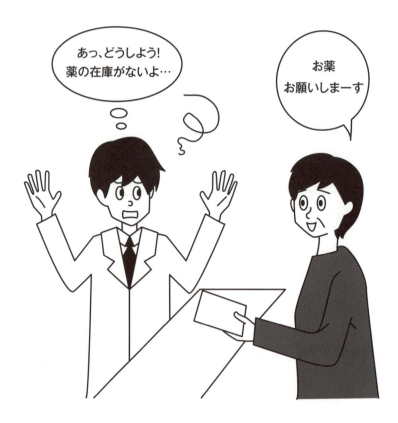

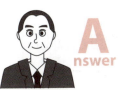

　定時薬*1で患者の残薬に余裕がある場合には、患者に在庫を切らしている旨を丁寧に伝えおわびします。そしてすぐに卸売販売業者に手配し、入荷次第、調剤し連絡することを伝えます。在庫がないのは薬局の理由なので、調剤した薬は薬剤師が届けるか郵送する必要があります。

　臨時薬*2または緊急薬*3が必要で来局した場合には、卸売販売業者に急配が可能かどうか、または近隣薬局からの小分けが可能かどうか調べます。そして急配や小分けが可能なときは、患者におおよその待ち時間を伝えます。小分けの場合は、おつりのないようにお金を用意し、薬局まで取りに行きます。なお、患者の都合により待てる場合とそうでない場合があります。待てない場合には、在庫のある薬局を探して紹介します。

　調剤可能な薬局がなく、仕入れの見通しも立たない場合には、医療機関に問い合わせ、処方変更を申し出ます。その際は、医師に在庫不備による処方変更を丁重にお願いし、薬局にある同効薬を事前に調べて提案します。

　在庫がないという事態は、多くの薬剤師がたびたび遭遇します。小分けをお願いできる薬局・薬剤師同士の連携や在庫検索システムの構築などの準備が大切です。そのためには地域薬剤師会に入会するなど、日頃から連携をとっておくことも重要です。

*1　定時薬…定期的に処方される同一な薬
*2　臨時薬…一時的な症状を緩和するために処方される薬
*3　緊急薬…発熱などの緊急を要する場合に処方される薬

（上村直樹）

Point

- 在庫がないのは薬局側の理由です。まずはおわびをし、対応を説明しましょう。
- 対応は患者の状態、受け付けた時間・曜日などにより異なります。臨機応変な対応が肝心です。

保険薬局編　困った状況

Question 処方せんがないのに「前回と同じ薬をくれ」と言われたときには？

　患者の中には保険調剤の仕組みがわからず、処方せんがないのに薬が欲しいという方がいます。特に症状が変わっていないときに、前回と同じ薬を欲しいと言ってくることがあります。そのようなときはどう患者に説明しますか。

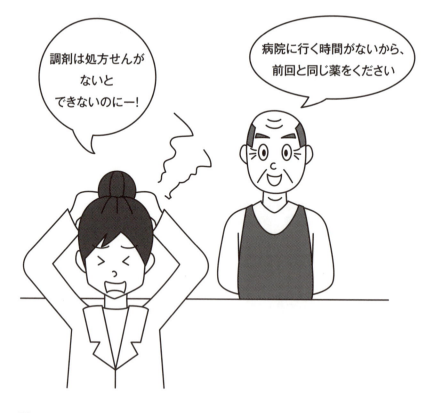

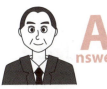

　調剤は処方せんなしに行うことはできません。患者にはその旨を丁寧に説明し、理解してもらいます。

　保険調剤とは、保険医療機関の発行した保険処方せんに基づいて調剤することです。処方せんに記載された薬は、その日その日の患者だけのオーダーメイドといえます。患者がたとえ症状に変化がないと思っても、医師は処方を変更することがあります。それは患者の自覚できない症状や副作用なども診察によって発見できるからです。

　また、処方せんなしに買うことができる要指導医薬品・一般用医薬品に比べ、医療用医薬品は作用が著しく副作用の心配もあります。そのような説明をすることで、医療用医薬品には医師の処方せんが必要であると理解してもらいます。

　なお、今回のケースでは、その申し出を医師に伝え、患者には医療機関で受診してもらうように勧める対応がよいでしょう。

（上村直樹）

Point

- 処方せんなしには調剤ができない旨を説明しましょう。
- 処方は、患者固有のその日その日のオーダーメイドであることを説明しましょう。

保険薬局編　困った状況

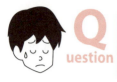

Q 医師の名刺の裏に医薬品名が書いてあるものを「処方せんだ！」と持ってきたときには？

　患者の中には、医師が口頭で勧めた薬の購入を申し出る方がいます。保険処方せんは、保険医療機関及び保険医療養担当規則第23条に様式や記載事項が規定されています。薬剤師は調剤や服薬指導だけでなく、法律や規則に関する知識も備える必要があります。

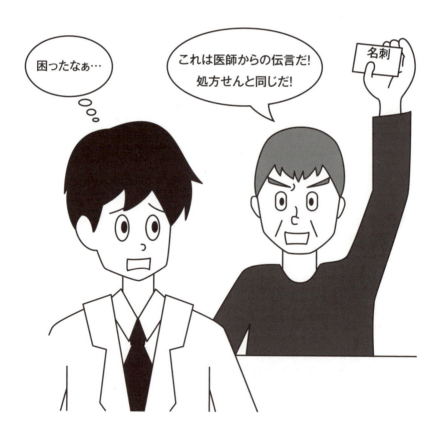

Answer たとえ医師の名刺の裏に医薬品名が書いてあっても、それは処方せんと認められないため調剤することはできません。また、医師ならば処方せんの様式を知っているので、そのようなことは起こらないはずです。なお、患者には処方せんの様式や記載事項を丁寧に説明する必要があります。

後発医薬品の使用促進を推進する観点から平成18年度（2006年度）から「後発医薬品への変更可」欄が追加され平成24年度（2012年度）からは「変更不可」欄に変更になりました。変更不可の場合はこの欄に「✓」を医薬品ごとに記載し、かつ、「保険医署名」欄に署名または記名・押印することが必要です。原則的には後発医薬品への変更を認めるようになりました。

（上村直樹）

Point
- 処方せんの記載事項を確認しましょう。
- 薬剤師には法律や規則に関する知識も要求されます。

保険薬局編　困った状況

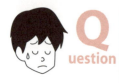

Question:「今日は忙しいから60枚の処方せんをさばいてくれ」と店長に言われたときには？

　医薬分業の急速な進展や薬剤師業務の見直しにより、薬剤師の業務が大変忙しくなりました。残薬の状況の確認や後発医薬品の使用など、以前より新たに業務が増えたこともその一因です。そのような状況の中、店長が必要な薬剤師数を確保しないで、いつも規定以上の処方せん枚数を調剤するように言うことは大変問題です。薬剤師の業務は患者に安心・安全な薬物療法を届けることです。忙しいからと安全がおろそかになっては話になりません。

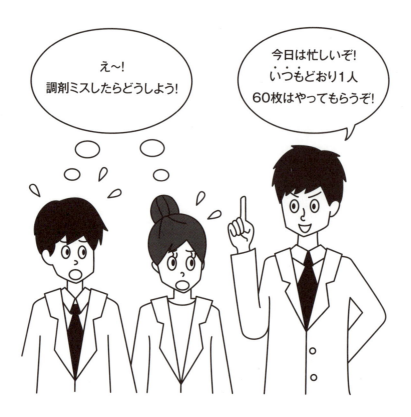

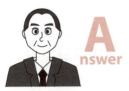

　調剤の質を担保するため薬剤師には1日に扱える処方せん枚数が規定されています。これは法律ではなく、薬局業務運営ガイドラインという平成5年（1993年）の厚生省薬務局長通知です。このガイドラインの「薬剤師の確保等」に、1日に応需する平均処方せん数40枚ごと（ただし、眼科、耳鼻咽喉科、歯科については3分の2に換算）に1人の薬剤師をおくと定められています。つまり内科の処方せん90枚／日の薬局であれば、3人の薬剤師を確保しなければならないことになります。ただし眼科であれば2人の薬剤師でよいことになります。

　1日の処方せん枚数は日によって変動があるため、1年間の平均を計算することになります。連休前やインフルエンザなどの流行時に薬局が大変混雑することがあります。予測の難しい一時期の混雑だけで薬剤師を確保する必要はありませんが、薬剤師の業務量や疲労度、そして何よりも患者の安全を考えて、店長や開設者は薬剤師を確保する必要があります。

　薬局業務運営ガイドラインは、薬局の独立性、医薬品の備蓄、開局時間、休日・夜間等の対応、一般用医薬品の供給など、法律とは違った細かな規定がされています。それにより薬局が患者本意の良質な医薬分業を推進し、地域における医薬品の供給・相談役として地域住民に信頼される「かかりつけ薬局」の育成を目的としています。また、薬局に対する行政指導の指針としても使用されています。

（上村直樹）

Point
- 薬剤師の扱える1日の処方せん枚数の上限を確認しましょう。
- 薬局業務運営ガイドラインのほかの項目にも目を通しましょう。

保険薬局編　困った状況

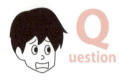

Question: 「後発医薬品への変更不可」ではない処方せんを持った患者が「ジェネリックはいりません!!」と言ったときには？

　医療費の増大に対応する国の対策のひとつとして、後発医薬品（ジェネリック医薬品）使用の推進があり、薬局も貢献したいものです。保険薬局及び保険薬剤師療養担当規則第8条第3項が改正されて、保険医が変更を認めているときには患者に後発医薬品について適切な説明をするべきであることが明示されています。

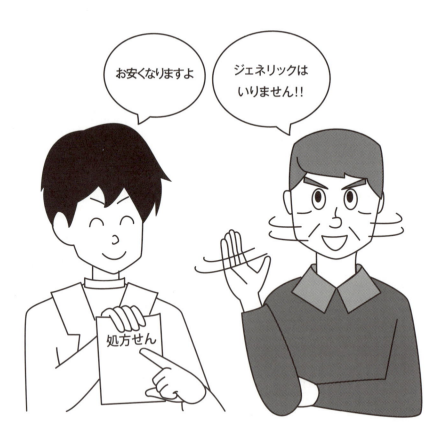

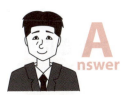

医療費の増大に対応する国の対策のひとつとして、後発医薬品使用の推進があります。しかし、医師が後発医薬品を嫌がるいちばんの理由として、後発医薬品に対する不安があげられます。特に抗がん剤、抗不整脈薬、狭心症治療薬など生命に直結するものについては変更するのが不安であるといわれています。

近年では診療報酬のインセンティブという後押しもあり、医療関係者側の後発医薬品への抵抗感は少なくなり、平成26年度（2014年度）の後発医薬品の数量シェアは50％を超えました〔平成25年度（2013年度）からの新指標による〕。しかし欧米と比べるとまだかなり低いことなどから、平成32年度末（2020年度末）までの目標として80％以上という数値目標が閣議決定されました。

一方、後発医薬品を嫌がる患者の場合、「後発医薬品に変更して具合が悪くなった人がいる」といった誤解や、特に高齢者では「薬がわからなくなる」という不安が大きいと思います。このケースの薬剤師は、価格を前面に押し出していますが、この患者には納得していただけていないようです。価格に関しては「窓口負担が大して違わないので面倒」、「ケチだと思われたくない」という心理もあるかもしれません。後発医薬品の最大のメリットとしては、「医療費削減に患者として貢献できる」ということだと思います。さりげなく患者の正義感に訴えることです。当然ながら「先発医薬品よりも小さい錠剤で飲みやすい、味が改善されて飲みやすい」などのメリットも伝えたいものです。一方、デメリットとしては「外観だけでなく、においや使用感が異なる」、「先発医薬品にある効能効果が認められていない場合がある」などがあげられますね。また、後発医薬品への変更後の患者からの評価を医師へフィードバックするなどの連携も必要です。

（下平秀夫）

Point
- 「医療費削減に患者として貢献できる」ことをアピールしましょう。
- 患者からの評価を医師にフィードバックすることも大切です。

保険薬局編　困った状況

Question 偽造処方せんを発見したときには？

　薬剤師会のFAXなどで偽造処方せんの情報が流れてくることがあります。まさか自分の薬局でそのようなことが起こるはずがないと思っていませんか？　そのまさかが起こったときは、適正に対処しなければなりません。不正な処方せんによって薬を交付してしまうと、また別の薬局で犯罪を重ねることにもつながります。

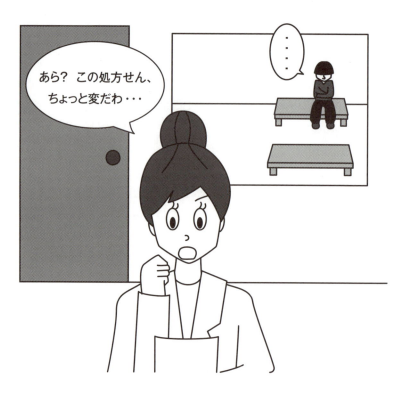

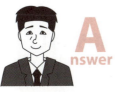

偽造方法は、パソコンやカラー複写機の利用などにより多様化・複雑化しており、その巧妙さゆえに薬局で気づかず調剤し、向精神薬を交付してしまうケースが増えています。不正に入手された向精神薬などは自分で服用するほか、インターネットで密売などが行われています。偽造・変造のパターンとしては、正規に発行された処方せんをパソコンで改ざんし、コピー複写をする方法などがあります。

偽造処方せんの持ち込みで特徴的なのは、
- 新規患者である場合が多い。
- 患者の住所が保険医療機関や薬局と離れている。
- 処方せんににじみがある、筆跡、印刷が不自然である。

などですので注意しましょう。

患者の中には、「ちょっとくらい書き換えてもかまわないだろう」と、安易に考える人もいるかもしれませんが、処方せんの偽造は犯罪行為であり、有印私文書偽造罪、詐欺罪、麻薬及び向精神薬取締法違反などに問われます。おかしいと思ったら、まず処方医に確認の電話をする必要があります。

偽造処方せんを発見したら直轄の保健所および最寄の警察署まで情報提供する必要があります。また、所属の薬剤師会に問合せをするとFAXやインターネット連絡網によって犯罪の拡大を防いだり、情報伝達を図ることができます。

（下平秀夫）

Point
- 向精神薬の処方せんに少しでも疑問を感じたら、処方医に確認しましょう。
- 偽造処方せんを発見したら直轄の保健所および最寄の警察署、所属薬剤師会まで迅速に情報提供しましょう。

保険薬局編　困った状況

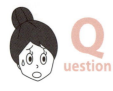

Question　「領収証をなくしたので再交付して」と言われたときには？

　医療費が家族で1年間に10万円または年間所得金額の5％の少ない方を超えるときは、医療費控除（上限200万円まで）を受けることができます。ただ、その際に提出しなければならない領収証が見当たらなくて、もう一度発行してほしいと薬局の窓口に来る患者がいます。そのようなとき、医療機関の判断で領収証の再発行（再交付）を行ってもよいのでしょうか。その場でトラブルにならないよう対応についてしっかり準備をしましょう。

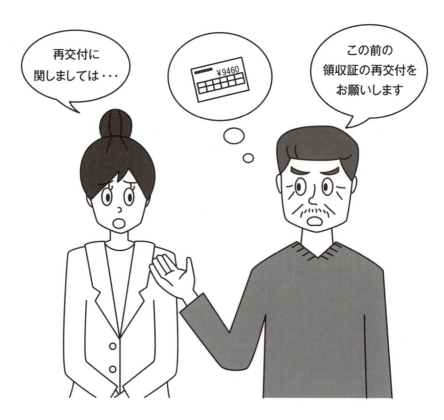

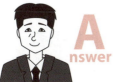

〈患者が再交付を依頼する理由〉

医療費控除を受ける場合には、医療費の領収証を確定申告書に添付しなければなりません。ところが領収証をなくしてしまい、「再交付してほしい」と医療機関や薬局に来る患者がいます。

〈再交付の義務〉

保険調剤にかかわる領収証について、患者から求めがあった場合には、再交付の義務はありません。（根拠 平成18年3月28日 厚生労働省保険局医療課 Q&Aより）

「領収証の再交付はできませんので大切に保管してください」などと領収証に記載したり、待合室に掲示しておくとトラブルが避けられます。しかし、患者の事情を察し、再交付を行うことは、患者と保険薬局との問題と考えられ、費用などを含め決まりはありません。ただし、再交付する場合には二重発行にならないよう「再発行」と表示する必要があります。また、料金などを前もって決めておく必要もあります。

〈領収証の様式〉

領収証は窓口で徴収する一部負担金だけの表示ではいけません。平成18年（2006年）に改正された保険薬局及び保険薬剤師療養担当規則（薬担）第4条の2の「領収証の標準様式の通知」において、個別の費用ごとに区分して記載した領収証を無償で交付しなければならないとされています。さらに平成22年度（2010年度）改定では、レセプトコンピュータを使用している保険薬局は領収書に加えて明細書の無償発行が薬担に追加され、義務化されました。

（下平秀夫）

> **Point**
> ● 基本的に再交付の義務はありませんが、患者の事情を勘案して対応することが大切です。
> ● 再交付する場合の料金は、薬局として前もって決めておく必要があります。

保険薬局編　困った状況

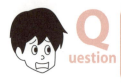

Question： 保険証を提示するのが不満な患者に対応するときには？

　保険薬局にとって保険請求は大切な業務です。もし処方せんに記載されている番号が違っていたり、保険の資格を喪失していたら、レセプト（診療報酬明細書）が返戻されてしまうので確認をしっかり行います。

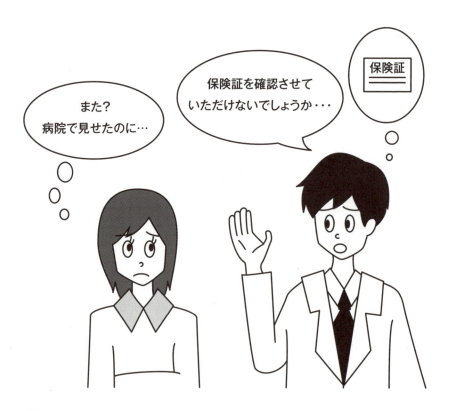

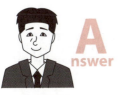

適正に調剤報酬を請求するためには、保険証の確認が欠かせません。しかし、患者の立場に立てば病院で提示し、処方せんにも記載されているのにどうしてまた薬局で見せなければいけないのかと感じるのも無理はないでしょう。また、昨今、プライバシーの保護に対する国民の意識が高まり、むやみに個人情報を見せたくないという意識も強くあると思います。

〈保険薬局で保険証を提示する義務はあるのか〉

被保険者とその家族はすべての費用を支払うことなく、定められた一部負担金を支払うことで医療を受けることができます。保険診療、保険調剤を実施するうえで医療を提供する側と診療を受ける患者が双方に守らなければならないルールがあります。保険証提示の義務については、健康保険法施行規則第54条で「保険薬局等から薬剤の支給を受けようとする者は、保険医療機関等において、診療に従事する保険医又は医師若しくは歯科医師が交付した処方せんを当該保険薬局等に提出しなければならない。ただし、<u>当該保険薬局等から被保険者証の提出を求められたときは、当該処方せん及び被保険者証を提出しなければならない</u>」と規定されています。

〈説明し、理解していただく〉

保険証は提示する義務があるのですが、頭ごなしに要求するのではかえってトラブルのもとになります。なぜ保険証の確認を行うのか、その理由をわかりやすく患者に説明し、理解してもらうことが大切です。　　　（下平秀夫）

Point
- 保険の仕組を説明しましょう。
- 保険証を提示する理由を具体的に説明し、理解していただくよう努めましょう。

保険薬局編　困った状況

Question 薬剤師が病欠したり患者が集中してしまい、薬剤服用歴（薬歴）の記載が間に合わないときには？

　かぜやインフルエンザのシーズンなど、薬剤師が急に休んで忙しくなってしまい薬歴が書き終わらない日があります。また、耳鼻科では春先のアレルギーシーズン、小児科では冬場に患者が集中し薬歴の記載が間に合わない日があります。このようなときにはどうすればよいでしょうか？

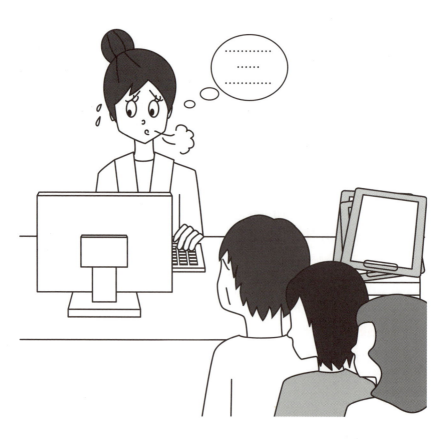

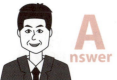

薬歴は安全で適切な薬物療法の実現のために、非常に重要なものです。患者の特性を把握し、また、服用歴や併用薬剤、副作用歴等を記録しておくことで安全性、有効性は飛躍的に高まり、医薬分業の意義に直結する業務です。しかし、急な事情による薬剤師の不足や時期的な患者の集中により、薬歴の記載が遅れることは現実として避けられない場合もあるでしょう。薬歴は患者とのやり取りの記憶が新しい、投薬直後、あるいは当日中に記載することが理想ですが、翌日以降になってしまう致し方ないケースもあると思います。そのような場合には、まずはメモ等に要点を記載しておき、業務終了後、あるいは翌日以降で手が空いた際に記載する方法があります。また、記載する際の効率化の方法として、電子薬歴であれば、頻繁に使う文言を定型文として登録を行っておくとよいでしょう。また、キーボードの操作が苦手な場合には、音声入力ソフトの活用を図ることも考えましょう。タブレット端末を利用できる場合など、予測変換ソフトが使えると、さらに効率化につながります。手書き薬歴であれば、定型文をスタンプとして作成し準備しておくことで、薬歴の記載時間が短縮できます。スタンプの種類が増え過ぎると効率化につながりませんので、複数の薬剤師がいる場合には、薬剤師間で協議を行い、皆が使いやすい定型文を作成しましょう。「薬剤服用歴管理指導料」を算定する場合には、遅くとも請求時点（通常は翌月の10日）までには記載を完了しておくことが必要ですので、どうしても間に合わない場合には、必要最低限の残業を行うことや、記載完了後に請求を行うことなども必要でしょう。

（大澤光司）

Point
- 定型文やスタンプの活用で薬歴記載の効率化を図りましょう。
- 業務時間の有効活用を図るとともに、請求時点も検討しましょう。

保険薬局編　困った状況

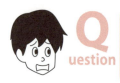

Q 在宅訪問の際に玄関先での説明に終わり患者に会えないときには？

　在宅訪問に伺いましたが、家族の方と玄関先でのやり取りになってしまい、家の中に上がれず、患者にお会いすることができませんでした。どうすれば患者に会えるでしょうか？

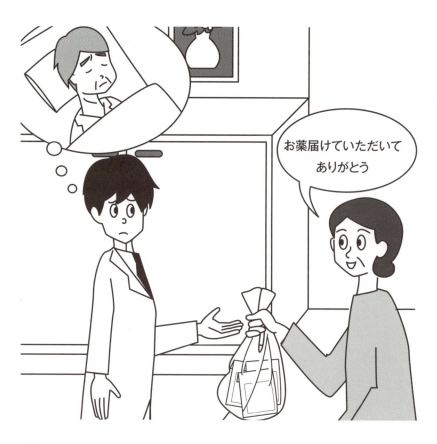

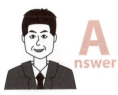

こういったケースの多くは、患者や家族に薬剤師の訪問業務の意義が理解されていないことが原因と考えられます。介護保険の場合には「居宅療養管理指導サービスに係る重要事項等説明書」や契約書の説明を通して、薬剤師の訪問業務の意義を理解していただけるようにしましょう。また、医療保険の場合には、任意にはなりますが「訪問薬剤管理指導に係る説明書」等を作成し、これを通して薬剤師の訪問業務の意義を理解していただきましょう。薬剤師の訪問が、単なる薬の配達のためではなく、患者の療養環境やお薬の保管状況、服薬状況の確認、さらには副作用によるADLやQOLへの影響に関する確認など、さまざまなことのためであること。そして、それらは、実際に患者にお会いしてお話しすることによって初めて確認できるということを理解いただければ、玄関先だけで終わることはなくなるでしょう。また、訪問のきっかけがケアマネジャーや訪問看護師など他職種からの依頼であれば、薬剤師が訪問する前に、紹介者である他職種から上記のような薬剤師の訪問業務の意義を患者、家族等に伝えておいていただくことでスムーズに訪問業務をスタートすることができます。そういった観点から、ふだんから他職種に対して薬剤師の訪問業務に関する理解促進のための研修会の実施や、他職種と薬剤師が気軽に意見交換や情報交換ができるような連携体制構築のための働きかけ（合同勉強会やカンファレンス、ケアカフェ等の実施）を行っておくことも重要です。

（大澤光司）

Point
- 薬剤師の訪問業務の意義をしっかりと説明しましょう。
- ふだんからケアマネジャー等の他職種と連携をとっておきましょう。

保険薬局編　困った状況

Question　在宅訪問で、患者の家族から心付けを渡されてしまったときには？

　在宅訪問を行っていると、患者・家族との距離がグッと近くなることがあります。そんなふとした瞬間に、患者・家族から心付けを渡されてしまうこともあります。薬剤師は「業務の一環として訪問しているので、心付けは受け取れない」と答えるのですが、患者・家族からは「ぜひとも受け取ってほしい」と強く言われ、どうしたらよいのか、悩んでしまいます。

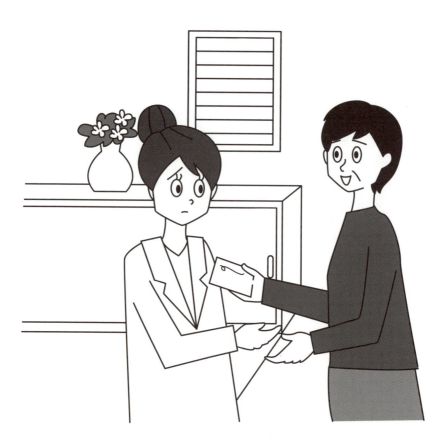

心付けをくださるというのは、とてもうれしいものです。ただし、薬剤師として訪問指導している際には非常に判断に困りますね。感謝の気持ちからくださるので、むげに断るわけにもいきません。逆に断ることによって、患者・家族との関係がギクシャクしてしまうことも考えられます。

　まずはお礼を述べて「お心付けは受け取れないことになっていますので、お気遣いなさらないでください」と丁重にお断りしましょう。「お気持ちだけありがたく頂戴いたします」と最初にしっかりとお伝えすることが、患者・家族に余計な気を遣わせるのを防ぐことになります。薬局に戻ってからは、心付けをお断りしたことをスタッフ全員に伝え、情報共有を行いましょう。次回ほかのスタッフが訪問した際に、もし渡されるような場合があっても同様の対応でお断りするように決めておいてください。薬局全体で統一した対応を徹底することが大切です。

　患者・家族の思いに一所懸命応える姿勢が、在宅で関わる薬剤師には必要です。自分の仕事がしっかりとでき、そのうえで信頼されることで、患者・家族ともよりよい関係を築くことができます。

　常に患者・家族と向き合うことを忘れずに在宅訪問に取り組んでいきましょう。

（伊集院一成）

Point
- 心付けはうれしいものですが、統一した対応で辞退しましょう。
- 患者・家族の思いにしっかり応え、よりよい関係を築きましょう。

保険薬局編　クレーム

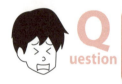

Q 薬を交付する順番が逆になり、クレームを言われたときには？

　処方せん受付後に調剤を開始しますが、すべての患者の調剤が同時に進行するわけではありません。処方された医薬品の在庫がない場合や、一包化・粉砕のように手間のかかる調剤、さらには疑義照会が発生する場合など予想以上に時間がかかり薬の交付の順番が前後することがあります。あなたなら患者にどのように説明しますか。

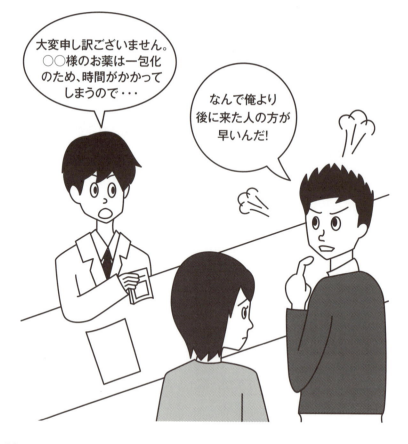

PART 3　こんなときはどうする？

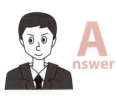

　　患者は処方せんを薬局の受付に提出する際に、自分の前後で処方せんを出したほかの患者のことを意外と見ているものです。自分よりも後から来た患者が先に呼ばれ、薬の交付を受けて帰ってしまったらどうでしょうか？　あなた自身が当事者だった場合には、そのまま静かに順番を待つことができるでしょうか？

　薬の交付の順番が前後するケースとして、次のようなことが考えられます。

①調剤に時間がかかってしまう。
②薬が薬局になく、手配しているため時間がかかってしまう。
③受付順に処理をしているはずが、どこかでずれてしまいそのまま交付まで流れてしまう。

　①のケースでは、受付時や調剤の途中に、時間がかかる旨を説明することで、クレームを避けることができます。

　②のケースでも①と同様であり、薬を手配している旨を説明することで、多少の順番の前後は理解してもらえるはずです。

　③のケースでは、完全に薬局に非がありますので、正直に状況を伝え、きちんと謝罪しなければなりません。

　いずれの場合も迅速に患者に状況を伝えることにより、クレームを最小限にとどめることができます。

（伊集院一成）

Point

● 調剤に時間のかかる処方せんの場合には、前もって患者に説明をしましょう。

保険薬局編　クレーム

Question 待ち時間が長くて患者が怒ってしまったときには？

　調剤は手順どおりに行われたにもかかわらず、次々と多くの患者が来局し、待ち時間が通常の何倍にもなることがあります。すべての患者が根気強く待っていてくれればよいのですが、なかなかそうもいきません。ひとりの方が怒り始めるとほかの患者も怒り始め、待合室は収集のつかない状態になってしまうかもしれません。

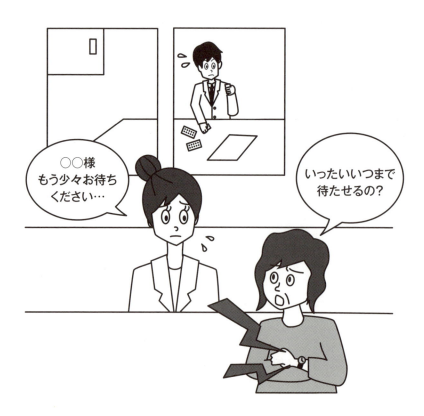

PART 3　こんなときはどうする？

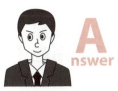

患者の視点から見ると、薬局薬剤師の業務は非常に単調で処方せんどおりに薬を用意しているだけのように見えることがあります。また、薬局内には白衣を着た人がたくさんいるのになぜ遅いんだという声が聞こえてくることもあります。

　薬局のスタッフから見れば、同じ白衣を着ていても、事務、薬剤師の区別はつきますが、患者から見た場合には、どれも同じ白衣であり全員が薬剤師であると思ってしまうかもしれません。このように、薬局のスタッフから見た状況と、患者が待合室から見ている状況とではズレが生じることもあり、薬局としてきちんと説明しなければトラブルの原因になることが多々あります。

　薬局で待っている患者にとって待ち時間は、医療機関から合わせた長さとしてとらえられます。患者は、朝からずっと診察の順番待ちをし、食事をとることもできず、やっとの思いで薬局に来ている場合もあります。そのような患者にとっては、薬局での20分の待ち時間でも、トータルでは長い待ち時間となります。薬局にとっては理不尽なことなのですが、そればかりはどうしようもありません。もしそのような事態になっても、患者にはきちんと薬剤交付までの待ち時間を伝える姿勢が大切です。なお、待ち時間に関するクレームを予防する手段として、次にあげる対処法が有効です。

- 現在の待ち時間を薬局内に掲示する。
- 一包化・粉砕など手間のかかる調剤の場合には、事前にきちんと所要時間を説明する。
- 混んでいる場合には、周辺施設への買い物を勧める。
- ほかの空いている近隣の薬局を紹介する。

（伊集院一成）

Point
- 待合室に向けて、目安となる待ち時間をアナウンスしましょう。

保険薬局編　クレーム

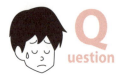

Q 薬局で薦めたジェネリック医薬品で健康被害が発生、責任の所在は？

　処方せん受付時に「ジェネリック医薬品を希望しますか？」と尋ね、希望する場合にはジェネリック医薬品（後発医薬品）を用意します。しかし、先発医薬品と後発医薬品は主成分に違いはありませんが、添加物はそれぞれ異なります。このわずかな違いから健康被害が発生する可能性も否定できません。

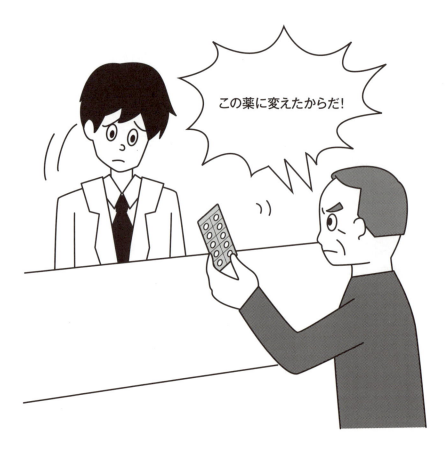

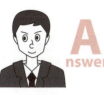

患者の希望を確認してジェネリック医薬品に変更するということは、薬局の店頭で日常的に行われています。ジェネリック医薬品の使用は国も積極的に進めています。万が一、変更したジェネリック医薬品によって健康被害が発生した場合、適正に変更したのであれば、この責任は変更を勧めた薬剤師に生じるものではありません*。

　ジェネリック医薬品を正しく使用していたのに健康被害が起きてしまい、患者からクレームが来た場合は、慌てずに状況を確認し、必要であればPMDA（独立行政法人医薬品医療機器総合機構）の医薬品副作用被害救済制度を紹介し、手続きについて説明しましょう。

　この制度での救済給付は7種類あります。医療費・医療手当・障害年金・障害児養育年金・遺族年金・遺族一時金・葬祭料の7種類です。患者からの話をしっかりと聞き、どの給付を請求するのかを確認することが大切です。

　ただし、すべての健康被害が給付対象となるのではなく、一部対象とならない場合もあることをしっかり念頭に置いて対応してください。法定予防接種によるものや、通常の使用量を超えて使用したことによる健康被害等に関しては給付の対象となりません。

　また、給付を請求する際には、その健康被害の症状と原因と思われる医薬品との因果関係等の確認のため、医師の診断書等が必要となります。

* 厚生労働省「ジェネリック医薬品への疑問に答えます〜ジェネリック医薬品Q&A」（2015）より

（伊集院一成）

Point
- 医薬品の服用方法は正しく伝えましょう。
- 健康被害の発生時は慌てず、医薬品副作用被害救済制度を紹介しましょう。

保険薬局編　ミスやヒヤリ・ハット

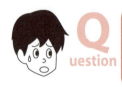

Question 調剤ミスや調剤過誤を発見したときには？

　患者への服薬指導が終わり、薬歴を作成しているときに「あれ、○○さんの薬、間違っているのでは？」と疑問に感じるときがあります。その際はどのような行動をとればよいのでしょうか？　患者への連絡、医師への連絡、同僚薬剤師への報告などとるべき行動は多くあります。その中から適切な行動をとることが薬剤師には求められます。

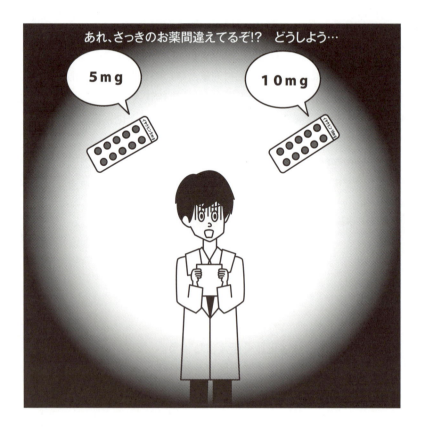

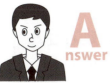

　調剤ミスを発見した場合には、どの段階で発見したかによって対応が異なります。まず、患者に交付（説明）する前に見つけたときは、薬剤師の鑑査によって、未然に防ぐことができたのであまり気にしないという人もいるかもしれません。しかし今後重大な調剤ミスや調剤過誤につながる可能性を含んでいるため、なぜ調剤ミスが起きたのか、薬局スタッフで医薬品の収納場所や職員の意識を含めた検討が必要になります。次に、服薬指導中に発見したときは、患者に対して言い訳をせずに素直に謝り、正しい薬をもってきて、正しい情報提供を行う必要があります。

　調剤過誤を発見した場合には、早急に薬を回収しなければなりません。そして、患者に健康被害が出ていないかどうかを確認し、その後適切な対応をとることが必要です。大事なことは、絶対に隠さない、言い訳をしないことです。

　調剤ミスや調剤過誤の内容としては次のようなものがあげられます。「医薬品の取り違い（異なる医薬品、同一医薬品の規格違い）」、「数量の誤り（処方せんで指示された量の医薬品が交付されていない）」、「情報提供の誤り（処方された医薬品の服用方法、薬効説明が間違っている）」などです。

　薬剤師の業務の中で医薬品の情報提供は非常に重要な業務です。情報には医薬品の薬効・副作用の情報は当然のこと、服用方法に関する情報も含まれます。服用方法を間違って伝えたため患者に健康被害が生じたり、患者にうまく伝わらず調剤過誤が起きた場合などは、薬の専門家である薬剤師として言い訳をすることはできません。

（伊集院一成）

Point

- 薬を交付する際は、必ず中身を確認しましょう。
- 調剤ミスや調剤過誤に関する情報は、薬局スタッフ全員で共有しましょう。

保険薬局編　ミスやヒヤリ・ハット

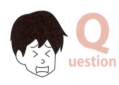

Q 薬を渡した後に不完全な処方せんであると気づいたときには？

　調剤や鑑査を行う際に、処方せんの内容をしっかり確認しても、内容の不備をうっかり見落とすことがあります。盲点になりやすいのは、処方せんの有効期間が過ぎていたというケースです。ほかにもさまざまなケースがありますが、どんなシチュエーションがあるか考えてみましょう。

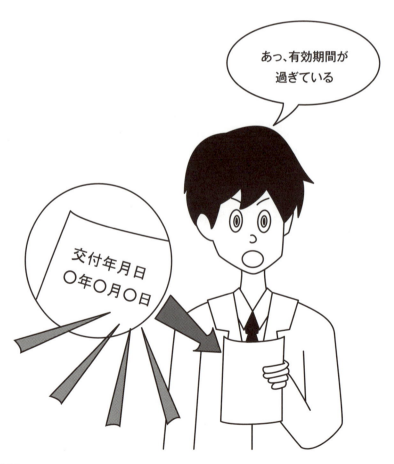

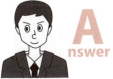

Answer 処方せんの不備とはどのようなことなのでしょうか。まず、どんな処方せんが不備にあたるかを考えてみましょう。処方せんが不備になる要因には、患者自身と処方せん発行医療機関側があります。

　まず、患者自身の要因でいちばん多いのは、処方せんの有効期間に関することです。特に連休を挟んだときに多く、患者が特段に意識をしていないため発生します。そのような処方せんを受け、気づかずに調剤し、薬を交付した場合には有効な処方せんではないので、当然保険請求をすることはできません。しかし、いったん交付した薬を返却してもらうわけにもいきません。すでに交付した薬のため回収しても再利用できませんし、全額患者の自己負担というわけにもいきません。そこで、薬局のとる方法としては、処方せん発行元の医療機関に連絡し、期限切れの処方せんを受け、困っていると相談することを勧めます。医療機関によっては有効期間の延長を認め、処方せんを有効なものとしてくれる場合もあります。この方法は受付時に気がついた場合にもあてはめることができます。有効期間については、患者にしっかりと理解してもらう必要があります。

　処方せん発行医療機関側の不備についても同じような方法をとりますが、その際は医療機関に情報をフィードバックし、今後の処方せん発行に生かしてもらうことが重要です。

（伊集院一成）

Point

- 処方せんの内容を見るときは、注意深く確認しましょう。

ドラッグストア編　コミュニケーション

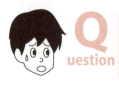

Question　お客様からの質問が難しくてわからないときには？

　大学で薬学を学び国家試験にも合格し薬剤師となりました。また、一通りの社内研修も受け、ある程度の知識は得たつもりです。しかし、お客様からの質問内容は多岐にわたり、初めて受ける内容の質問も多く、回答に窮するケースも多々あります。今回の質問も初めて聞いた内容です。しかも難しくて答えられそうにありません。さてどうすればよいのでしょうか。

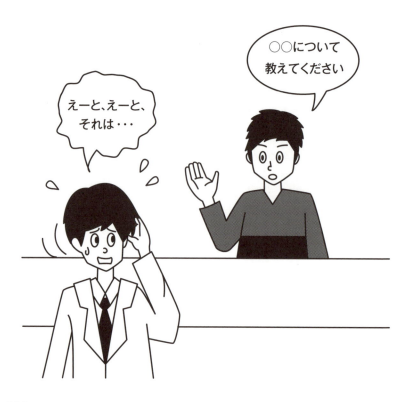

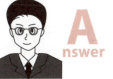

回答に窮する質問には2つのタイプがあります。1つは質問の意図が理解できないタイプ。もう1つは質問の内容そのものが難しいタイプです。お客様から質問を受けた際に重要なことは質問の意図を正確に把握することです。まず、お客様の質問の内容をよく確認しましょう。方法は簡単です。「○○について、お知りになりたいのですね？」と、お客様の言葉をそのまま繰り返すことです。

質問が理解できないときは、その質問の意図を探ることが大切です。たとえば、お客様から「副作用はありませんか？」と質問を受けたときは、「副作用に関して気になることがあるのですか？」と、問いかけをすることで質問の意図を探ります。もし、「この薬を飲んでから頭痛がするようだ」という返答であれば、その副作用に関する情報を中心に回答すればよいのです。

また、質問の内容そのものが難しいときは、その場で「わかりません」と、投げやりな回答をするわけにもいきませんので、「○○の件に関しましては、より正確にお答えするため資料を確認してから回答させていただきたいと思いますが、お時間は大丈夫でしょうか？」と言って、関係資料や文献などで確認してから回答するとよいでしょう。なお、先輩薬剤師に相談する方法もあります。ここでのポイントは「より正確にお答えするため」と言うことです。単に「わからないので調べます」では、「この薬剤師は知識がないのかな？」と不信感をもたれる可能性がありますが、「より正確にお答えするために調べる」と言えば、丁寧さが伝わります。

（鹿村恵明）

Point

- 質問の意図を確認してから回答しましょう。
- 即答できないときは「より正確にお答えするために調べる」と伝えましょう。

ドラッグストア編　コミュニケーション

Question 化粧品を買いにきた方が「アトピー性皮膚炎」のときには？

　敏感肌やアトピー性皮膚炎の方が自分に合った化粧品を探すのはとても大変なことです。しかし、友達から薦められたり、TVや雑誌の広告などで肌によいとうたわれていると試したくなるものです。今回のケースでは、お客様は医師からも「アトピー性皮膚炎」と診断されています。

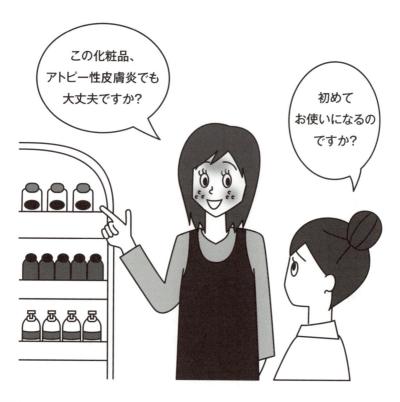

Answer

TVや雑誌の広告などで「敏感肌用」、「お肌に優しい」、「添加物なし」などと低刺激性を強調している化粧品がたくさんあります。確かに、通常の化粧品よりは、肌に対する刺激が弱いのでしょうが、すべての人にアレルギー症状が出ないわけではありません。

今回のケースのように医師から「アトピー性皮膚炎」と診断されたお客様には、安易にこれらの化粧品を薦めることは避けましょう。まず、過去に使用経験があるかどうかを確認することが重要です。アトピー性皮膚炎だからといって、すべての化粧品が使用できないわけではありませんが、やはり初めて使用する際には注意が必要です。アトピー性皮膚炎のお客様が初めて使用することがわかった場合には、なるべく販売は避けた方がよいでしょう。どうしても使用したいというときは、商品名と含有成分名などを記載したパンフレットやメモなどを渡し、使用前にかかりつけの医師に相談するよう勧めます。

また、購入前にサンプル品を使ってパッチテストをするのも1つの方法です。まず、絆創膏のガーゼの部分にサンプル品を少量塗り、二の腕の内側に貼り1〜2日間様子を見ます。貼付した部分がかぶれたり、かゆくなったり、赤くなった場合には使用を避けるべきです。

女性の肌、特に顔は女性にとって大事な部分なので慎重な対応が求められます。TVや雑誌のキャッチフレーズだけで安易に薦めることは避けましょう。

（鹿村恵明）

Point
- 使用経験の有無を確認しましょう。
- どうしても使用したいときや治療を受けているときには、使用前にかかりつけの医師に相談するよう勧めましょう。

ドラッグストア編　困った状況

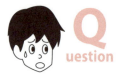

Question **お客様が、自殺に利用する可能性のある商品を大量に購入しようとしたときには？**

　インターネットなどで話題になっている有毒ガスを発生するおそれのある商品を大量に購入しようとするお客様がいます。様子がどうも変です。何となくうつむき加減で、表情は暗く、何か思いつめたようにも見えます。購入する量も多く、通常の量ではありません。こんなときはどう対応すべきでしょうか。

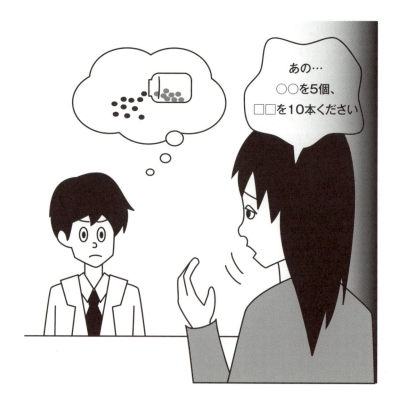

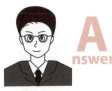

情報化時代といわれる現代では、テレビや新聞のニュースはもちろん、インターネットなどを介してさまざまな情報が簡単に入手できます。特にインターネットにはテレビや新聞では報道を控えている情報（たとえば、今回のケースのように自殺に利用する可能性の高い医薬品などの情報）が詳細に掲載されています。

そのような状況において現場の薬剤師は、まず、正しい情報を入手し、十分な知識を身につけることが大切です。たとえば、以前問題になった「硫化水素自殺」の事例では、新聞などでは問題となった商品名までは報道されませんでしたが、インターネット上では商品名はもちろん、致死量を超える濃度になる硫化水素ガスの発生方法までが詳細に掲載されていました。ここでいちばん問題なのは、当該商品の危険性を知らないで、現場の薬剤師が（悪気もなく）商品を販売してしまうことです。薬剤師は、問題になった時点で正しい情報を入手し、自殺に利用する可能性がある商品についての知識を得る必要があります。

今回のケースに遭遇した際は、まず、使用目的、使用方法、購入量などを確認します。その時点で不審な点があれば販売を避けるべきです。断り方としては、「当店では、あいにく取り扱っておりません」などと言います。また、再度来局することも考えられるので社内全員で商品やお客様などの情報を共有することも大切です。さらに、危険性のある商品を販売する際は、「お客様の氏名、住所を身分証明書（運転免許証など）により確認する」などの販売手順を作成し、簡単に購入できない状況をつくっておきましょう。

（鹿村恵明）

Point

- 危険性の高い商品に関する情報を積極的に収集しましょう。
- 社内全員で情報を共有するとともに、簡単に買えない状況をつくりましょう。

ドラッグストア編　困った状況

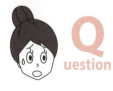

Question 高校生から禁煙パッチを使ってみたいと相談されたときには？

　制服を着た高校生が薬局に来て、禁煙パッチ（ニコチン製剤）が欲しいと言っています。誰が使うのか確認したところ、自分自身が禁煙するために使うとのことです。薬剤師は一瞬絶句してしまいました。未成年者に対しニコチン製剤を販売してもよいのでしょうか。

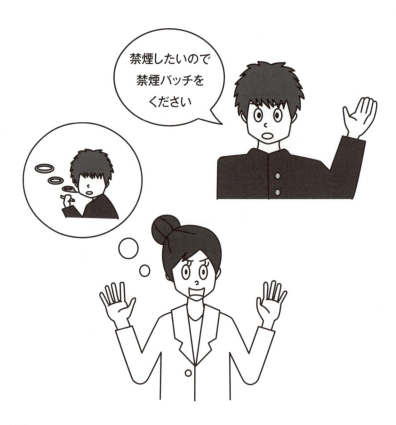

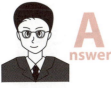

　最近、喫煙に関する国民の関心が高まり、禁煙や分煙など社会的な対応も進んでいます。しかし、残念ながら未成年者の喫煙は、少なからず行われているのが現状です。

　近年、スイッチOTC薬としてニコチン製剤が薬局で購入できるようになり、禁煙に関する相談を受けることが増えています。ときには、今回のケースのように高校生から禁煙の相談を受けることもあるでしょう。その際は、喫煙していることに対して頭ごなしに怒ったり、説教するようなことは避けましょう。まずは、本人が正直に相談してくれたことに対し承認（評価）することが大切であり、本人が喫煙という状況から脱することを優先します。

　次に、未成年者がニコチン製剤を使用することへの危険性を説明します。話し方としては、「未成年者が使用すると、思わぬ副作用が出るかもしれません」などと言うとよいでしょう。そして、せっかく禁煙を思い立ったので禁煙外来の受診を勧めてみましょう。その際、禁煙外来は未成年者でも相談に乗ってもらえること、医師の指導でより安全に禁煙できることなども説明します。しかし、本人は喫煙していることを後ろめたく思い、気が引けて禁煙外来に行きづらいかもしれませんので、可能であれば本人に代わって医師に内容を伝え、診察の予約もしてあげましょう。もちろん、本人が受診を希望しない場合には強制できませんが、せっかく相談をしてくれたのでそれくらいのサポートはしてあげましょう。

（鹿村恵明）

Point
- 禁煙しようと考えたことに対して、承認（評価）してあげましょう。
- 禁煙外来の受診を勧めてみましょう。

ドラッグストア編　困った状況

Question 薬局内で万引きを発見したときには？

薬局内で不審な行動をしている人がいます。注意をして見ていると、いくつかの商品を自分のバッグの中に入れています。買い物かごにも多少の商品が入っていますが、レジでは買い物かごに入れた商品分のお金しか支払わず薬局の外に出ようとしています。

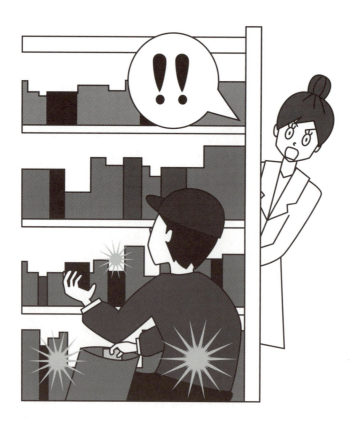

PART 3 こんなときはどうする？

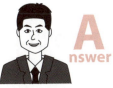

Answer　まずは、万引きを事前に防止する対策をとることが大切です。たとえば、死角になりやすい部分にも目が行き届くようにミラーを設置したり、防犯カメラを設置するなどの方法をとります。また、「万引きを発見したら、すぐに警察、学校などに連絡します」など、張り紙を店内の目立つ場所に掲示することで心理的な予防策もとるとよいでしょう。

　万引きを発見した際のポイントは、慌てて薬局内で指摘しないことです。たとえば、今回のケースのように本人のバッグの中に商品が入っている場合でも、「レジで支払うつもりだった」と言い逃れをされることもありますので、お客様が薬局から外に出るのを確認してから声をかけます。

　その後は事務所など、ほかのお客様の目が届かない場所に案内します。そして、氏名と住所、連絡先などを確認したうえで事情を聞きます。その際、反省の態度が見られないときや常習者（再犯）の場合には、警察に連絡します。しかし、反省の色が見られるときは、警察には連絡せず、親や家族に連絡して迎えに来てもらい、「再犯しない」という旨の誓約書を書いてもらいます。誓約書をとる際は、次に万引きを発見した場合には警察に連絡すると、はっきり伝えます。

　さらに、社内で万引き事例の情報を共有し、再発防止に向けた対応を話し合い、実行することも重要です。

（大澤光司）

ドラッグストア編　PART 3　困った状況

Point

- 万引きを事前に防止するための対策をしっかりとりましょう。
- 誓約書をとり、再犯を防止しましょう。

ドラッグストア編　クレーム

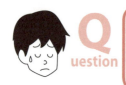

Question 購入した医薬品で「副作用が出た」と言われたときには？

　お客様から、購入した医薬品が原因で副作用が出た、効果がなかったなどと言われることは医薬品を販売している以上、常に出てくるクレームです。明らかに副作用が出た場合は別として、言いがかりとしか思えない内容も少なくありません。そのような場合でも、対応を間違えるとお客様に不信感を与えてしまうので注意が必要です。

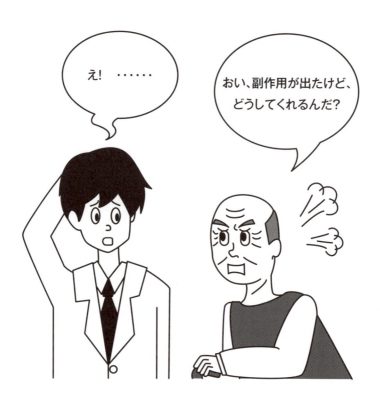

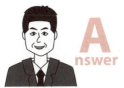

まずは、クレームを言ってきたお客様に対して、クレームがあったという事実を真しに受け止めることが重要です。お客様には、「ご不快な思いをおかけしまして、誠に申し訳ございません」などと言うとよいでしょう。クレームの内容の正否はともかく、お客様が不快な思いをしたことには間違いないのでクレームがあったという事実を承認します。逆に、初めから言い訳をしたり、相手の言い分を否定したりすることは避けます。相手の怒りをさらにエスカレートさせてしまいます。

クレームの事実を承認したら、次に内容について詳しく聞きます。その際は、店内で立ったままではなく事務所などに移動し座って対応します。別の場所に移ることでほかのお客様の目に触れることもありませんし、座るだけでも多少は気持ちが落ち着きます。また、話を聞く際の注意点は、お客様が話し終わるまでは口を挟まず、最後に要点を繰り返し相手の話がこちらに正しく伝わったかを確認します。途中で反論すると話がこじれやすくなりますが、最後まで口を挟まず聞くことで、お客様は自分の言い分をすべて話すことができ、だいぶ気持ちも落ち着くはずです。

そして、話を聞きながら相手の最終的な要望が何なのかを考えます。要望は、返品・返金や交換、あるいは単にクレームを言いたいだけの場合もありますので、どう対応するか検討します。また、返品・返金や交換などを行う際は、お客様の氏名、連絡先などを確認します。その後のフォローもできますし、相手がいわゆる「クレーマー」の場合には、次回以降の対策に役立てることもできます。

(大澤光司)

Point
- クレームがあったという事実を真しに受け止めましょう。
- クレームの内容を最後まで口を挟まず聞きましょう。

ドラッグストア編　クレーム

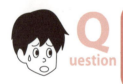

Q uestion

お客様が「お釣りが足りなかった」と言ってきたときには？

　数分前に会計を済ませたお客様が、「さっきもらったお釣りが1,000円足りなかった」と言っています。きちんと渡した記憶はありますし、本日の売上とレジの中の金額を照会しても合っています。どう考えてもお客様が勘違いしていると思うのですが…。

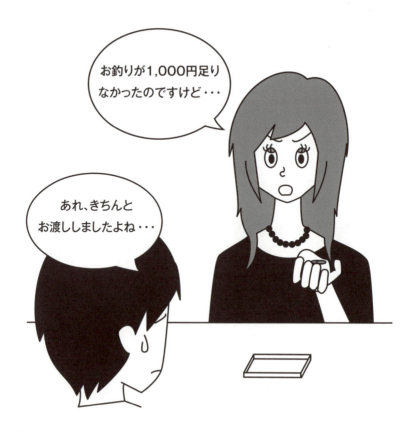

金額の多少にかかわらずお金の問題は慎重な対応が望まれます。お釣りの過不足に関しては、事後になると対応が難しくなり、「きちんと渡しました」、「いや、足りなかった」と水掛け論になります。そこで、そのような問題に関しては、社内できちんとした確認手順を決め、確実に実行することが求められます。参考までに、以下に確認手順例を示しました。

〈確認手順例〉
　①自分で暗算をして計算するのではなく、レジ機能を利用して計算します（レジには通常、お釣りの計算機能がついているので）。
　②「（代金は）△△円でございます」、「○○○円お預かりします」、「お釣りは□□□円でございます。ご確認ください」とはっきり言います。（高額紙幣の場合には、ほかのスタッフに確認してもらう。）
　③お客様がお釣りを確認しているかどうかを見て、確認が終わったタイミングで「間違いありませんか？」とひと声かけます。

　社内で作成した手順をきちんと守り、レジの中の金額との照会も一致している旨を伝えても納得しないお客様には、「会計の際に確認させていただいておりますので、間違いはないと思います」と、きっぱり言うことも大切です。こちらがあいまいな態度になると、不足と言われた金額どおり支払うことになる場合もありますので、こちらに間違いがない場合には、き然とした態度で対応することも大事です。

（大澤光司）

Point
- お釣り確認手順をつくり、実行しましょう。
- 確認を行っている場合、クレームには、き然とした態度で対応しましょう。

ドラッグストア編　ミスやヒヤリ・ハット

Question 小児に対して使用が禁止されている医薬品を販売してしまったときには？

　母親が、運動会で足首を捻挫した子供のために薬を買いに来た際、小児に対して使用が禁止されている鎮痛成分を含有する湿布薬を誤って販売しました。すでにお客様は帰りましたが、幸い連絡先はわかっています。薬剤師は外用薬だから問題ないと考えていましたが、先輩の指摘で添付文書を確認したところ、小児に対しては禁忌であることがわかりました。

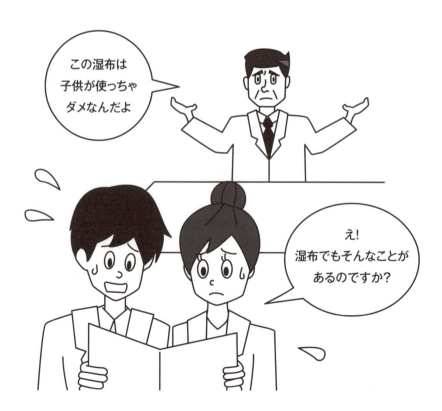

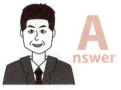

間違いに気づいた際にまずすべきことは、できるだけ早くお客様にその事実を伝え、誤って販売した医薬品を回収し使用を未然に防ぐことです。そして、隠したり、ごまかしたりせず率直に事実を伝えおわびをすることです。

すでにその医薬品を服用（あるいは使用）してしまったときは、体調の変化を観察・確認し、医師の診察の必要性を見極めます。受診する必要性が高いと判断した場合は、薬局側が医療機関に状況を説明します。その際はお客様の意向も十分に考慮し、希望の医療機関がある場合にはそちらでの受診を優先します。また、受診に際しての交通費、診察の費用などに関しては薬局側で負担する旨を伝えます。お客様には、「医師に事情を説明してありますので、念のため受診をしていただけますか」と説明します。受診する必要性が低いと思われる場合でも、お客様（あるいは家族）に受診する希望があるかどうかを確認します。希望がある場合は、上記と同様の対応をとります。なお、受診を希望しない場合でも、考えられる副作用や危険性についてお客様にわかりやすく説明します。そして、数日後に再度フォローアップの連絡（体調の確認など）をします。

医薬品をまだ使用していないときは、ほかの医薬品（正しい医薬品）をお客様宅に持参し、交換したい旨を伝えます。その際は今後の再発防止策の説明をつけ加えます。なお、その時点で検討されていない場合は、社内で検討し後日お客様に伝えます。

（大澤光司）

〈P110-117 参考文献〉
・橋本保雄『ホテルオークラ橋本流クレーム対応術』大和出版（1998）
・井手口直子、木村憲洋『イラスト図解 薬局のしくみ』日本実業出版社（2006）
・大澤光司『薬剤師のためのファーマシューティカルコーチング』じほう（2006）

Point

- 迅速に連絡をとり、誤使用を未然に防ぎましょう。
- 服用（使用）している場合は、なるべく医師の診察を受けてもらうよう勧めましょう。

病院編　コミュニケーション

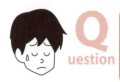

Question　医師や看護師とうまくコミュニケーションをとりたいときには？

　看護師はいつも忙しそうなので、声をかけるタイミングがうまくとれません。また、医師に話しかけてもあまり相手にしてもらえません。ほかの医療スタッフと良好なコミュニケーションがとれないため、業務が進まないことがあります。どうすれば上手にコミュニケーションがとれるでしょうか。

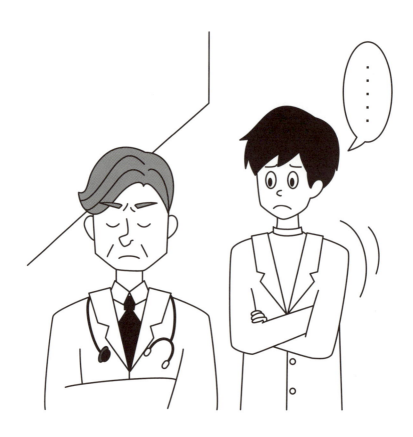

PART 3 こんなときはどうする？

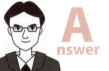

Answer　医療は、他職種の協働なしでは効果的な実践は成り立ちません。さまざまな職種が患者情報を共有し、統一した治療方針・目標のもと医療チームで治療に臨むことが大切です。それぞれがバラバラに接していたのでは、患者が戸惑ってしまいます。

　まず看護の申送りやカンファレンスにはできるだけ参加するようにし、患者情報を共有するようにします。薬学的な観点から、副作用情報や、薬の取扱い方（服用タイミングや配合変化など）の情報を提供することも大切です。医師や看護師を交えた薬の勉強会を実施することもよいでしょう。

　そして、わからないことがあれば医師や看護師に積極的に聞きましょう。自分の勉強のためというより、目の前の患者のために聞くのであれば、ほかの医療スタッフも時間を割いてくれるでしょう。

　話しかける際のポイントを下記にあげました。ぜひ試してください。

①話しかける前に、話す内容のポイントをまとめておく。
②「○○さんの薬のことを確認したいのですが」などと、最初に何のことで話をしたいのか、きちんと伝える。
③きつい口調にならない程度で、はっきりとした話し方を心がける。
④相手の立場を尊重し、教えていただくという姿勢で接する。自分の意見を伝える場合でも、考えを聞かせていただくという姿勢で臨む。
⑤時間を割いてくれたことへの感謝の気持ちを伝える。

　また、話し合ったことがどのように患者に反映されたか、どのように役立っているかなどのフィードバックをすることも大切です。

（若林進）

> **Point**
> ● まずは、相手の立場を尊重することから始めましょう。
> ● 薬剤師は薬学的視点から積極的にかかわっていくようにしましょう。

病院編　コミュニケーション

Question　余命少ない患者が、死の不安を訴えてきたときには？

　死への不安を訴えられると、「私は何もしてあげられないのによいのだろうか？」と不安になったり、自分自身がどう死と向き合ってよいかわからず、漠然とした恐れを抱くものです。そのようなときの対応はどうすればよいのでしょうか。

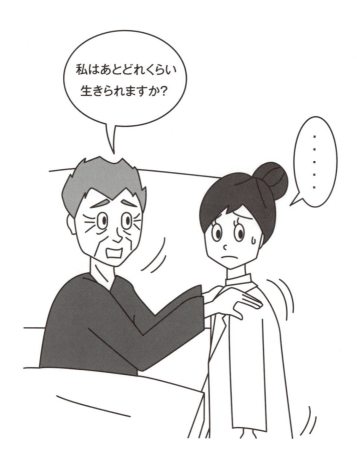

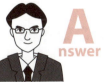

　医療者の中には、「もし、患者に質問されて、答えられなかったらどうしよう」と不安をもつ人がいます。そのような思いがあれば、死の不安を訴える患者に近づくことをためらうでしょう。

　薬剤師が行った「困っていることはありませんか？」という問いかけに対し、答えに詰まってしまうような質問が返ってくる場合があります。一般に患者は自分自身が知りたくない、触れられたくないと思っていることは質問しません。また、医療者は患者の問いかけにすべて答える必要はありませんし、患者自身も答えを期待していない場合があることも理解しておきましょう。そうした場合、患者にとって重要なのは質問に答えてもらうことより、気持ちを受けとめてもらうことです。

　患者から質問を受けたときは、まず相手の質問を繰り返します。患者は「こんな質問でもしてよいのだ」と安心感を抱くことができます。そして患者の話を傾聴します。

　傾聴とは、「患者が言おうとしていることは何か？」、「どう感じているか？」、「何をしてほしいか？」などをこちらの憶測で判断せず、ただ話を聞くことです。そして、「もう少しそのことについて詳しくお話しいただけますか？」とさらに質問をし、相手が感じていることを少しでも感じ取ろうとすることが大切です。

　傾聴能力の高い看護師がいるホスピスでは、モルヒネの使用量が少ないという報告があります。話を聞くだけでも、患者の生きる支えになるのです。

（若林進）

Point
- 質問を受けたら、その質問を繰り返しましょう。
- 答えを出そうとする前に、患者の話を傾聴しましょう。

病院編　コミュニケーション

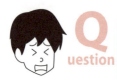

Question　病棟業務中に患者からいつも無視されてしまうときには？

　苦手な患者がいます。看護師とは普通に話をしているのに、私にはほとんど話をしてくれません。服薬状況などを質問しても無視されるか、「別に…」といったそっけない返事しか返ってきません。特にトラブルがあったわけでもありません。なぜこんなことになったのでしょうか？　どうすれば話をしてもらえますか。

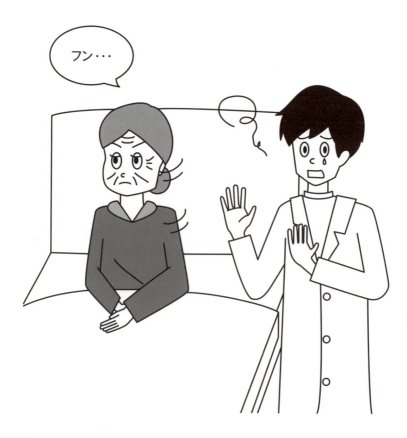

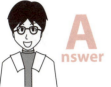

　思いあたるトラブルはありません。そのようなときは、最初に患者に面談したときの自分の立居振舞がどうであったか思い出してみましょう。患者に次々と質問したり、患者がしゃべらないことに不安になり一方的な説明をしませんでしたか？　必要以上の大きな声や、ニコニコと明るい顔で話しかけませんでしたか？

　入院直後の患者は誰にも会いたくなかったり、話しかけられても返事をする気にさえならないことがあります。また、音に敏感になり他人の大きな声に疲れる人もいます。気持ちが落ち込んでいるときは他人の明るい顔など見たくないものです。そのようなときに上記のようなことをすれば、「うるさい」、「嫌な人」と思われても不思議ではありません。

　無視する患者とコミュニケーションをとる方法ですが、いちばん簡単な方法は担当者を代えることです。しかし、それが無理ならば、まず「苦手な患者だ」と思うことはやめましょう。苦手だと思うだけで表情がこわばったり、肩に力が入ったりします。そのような表情や態度は患者にも伝わるため、患者は緊張するのです。さらに、「当分薬の話はしない」と割り切ります。そして、患者の関心がありそうなことを話題にします。その際は、「説明より傾聴」することです。自分（薬剤師）が知りたいことを聞くのではなく、患者が話したいことを聞けばよいのです。また、患者が話をしたくなさそうならば、さっと引きあげることも大切です。

　患者との関係を壊さないためにも、また修復するためにも、肝心なのは患者のペースに合わせ急がないことです。

（南雲陽子）

Point
- 患者の嫌がることをしなかったか、振り返ってみましょう。
- 苦手意識は捨てて患者のペースに合わせましょう。

病院編　コミュニケーション

Q 精神科の患者に薬の説明をするときには？

　初めて精神科病棟の担当になりました。しかし、患者とどのように接してよいかわかりません。ほかの科の患者と同じように薬の飲み方や副作用の説明をしてよいのでしょうか？　どんなことに気をつける必要がありますか？

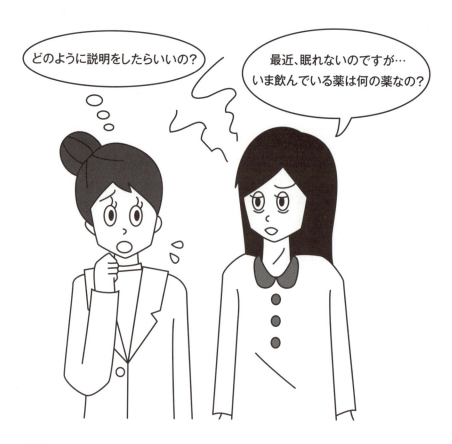

Answer　精神科の服薬指導を成功させるポイントは急がないことです。入院直後の患者は、薬に関心をもつゆとりもなく、初対面の薬剤師に警戒心を抱いていることが少なくありません。まずは信頼関係をつくるため「説明より傾聴」の姿勢で患者と接しましょう。また、患者が話をしたくなさそうなときはさっと引きあげることも大切です。なお、この期間の副作用チェックは主に検査データや看護記録、外見の観察によって行います。

　傾聴とは相手の話を評価せず、一所懸命聞くことです。患者の話は非現実的であったり、客観的事実と異なる場合もあります。しかし、患者にとっては「本当のこと」なので、話を聞くときは、患者の気持ちを否定せずに聞くことが大切です。人は自分の気持ちを否定せずに受け入れてくれる相手を信頼します。

　患者との信頼関係ができて初めて説明が可能になります。「私（薬剤師）は薬のことで困ったときには手助けできます」と最初から患者に伝えておき、面接の都度「薬のことで困ることはありませんか？」と尋ねてみましょう。それを糸口に薬効や副作用対策の説明ができるようになります。

　副作用のうち、便秘や口渇のような頻度が高くても軽微なものは対策方法と一緒に説明します。しかし、信頼関係ができないうちから、起きてもいない重篤な副作用の説明は避けましょう。拒薬を助長することになるからです。たとえば、悪性症候群などの重篤な副作用が出現する危険性が高いのは多くが入院期間中です。薬剤師や看護師が観察しているので、あえて副作用が起きていないうちから説明する必要はありません。そして、退院時には副作用の説明とともに、「重篤な副作用が出やすい時期はもう過ぎました」とひと言添えれば患者も安心します。

（南雲陽子）

Point
- まずは信頼関係。「説明より傾聴」が大切です。
- 起きていない重篤な副作用の説明は慎重にしましょう。

病院編　コミュニケーション

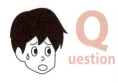

Question　寝たきりの高齢患者に服薬指導をするときには？

　療養病床なので患者の大半は寝たきりの高齢者です。会話はできますが、説明はほとんど理解できないようです。ずっと同じ処方で特に問題となる副作用も出ていない患者に対しては、これ以上何をしたらよいかわかりません。また、面談のたび「早く死にたい」と訴える患者のところに行くのも苦痛になりました。どうすればよいのでしょうか。

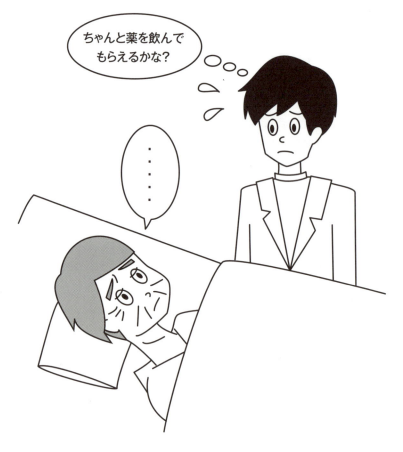

PART 3 こんなときはどうする？

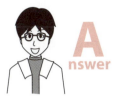

　説明や副作用への対処だけが病棟活動だと思っていませんか？

　病棟活動の目的は「患者やその家族がいまより少しでも幸せになること」です。そのための支援すべてが病棟活動の中身であり、説明や副作用への対処は手段のひとつにすぎません。

　寝たきりや認知症の患者の多くは、身体や頭を自分で思うようにできないことへのいら立ちや悲しさを抱えています。しかし、それらを誰かに話し共感してもらえると少しは楽になります。その「誰か」になれれば患者に立派な支援ができます。認知症の患者のつじつまの合わない話でも、その話の中にある気持ちは本物なので否定せずに聞きましょう。

　患者の「死にたい」という訴えに自分（薬剤師）が苦痛を感じるのは、死を悪いもの、触れたくないものだと思っているからです。なので患者が「死にたい」と言ったときに、つい「そんなことを言わないで」と患者の気持ちを否定してしまうのです。ひょっとしたら寝たきりの患者は、死は生きている苦痛から解放してくれるものと思っているかもしれません。そのようなときは、自分の思いは脇に置いて、患者の話に相づちを打ちながら聞いてみましょう。

　気をつけてもらいたいのは、「頑張ってください」という言葉の使い方です。「頑張るぞ」と思っている人に「頑張れ」は支援になりますが、頑張れない人に「頑張れ」というのは非常に酷です。「頑張ってください」は安易に口にせず、患者がどういう気持ちかを考えてから使うようにしましょう。

（南雲陽子）

Point
- 病棟活動は患者や家族が幸せになるための支援だと考えましょう。
- 「頑張れ」は患者の気持ちを考えてから使いましょう。

病院編　コミュニケーション

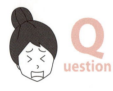

Q uestion　大量服薬で自殺未遂をした患者に服薬指導をするときには？

　睡眠薬を大量に服薬して入退院を繰り返す患者がいます。患者には、何度も大量服薬の危険性は説明していますが効果はありません。この前は説明中に患者が突然怒り出し、怖い思いもしました。そうした患者に対応するときはどんなことに注意すべきでしょうか。

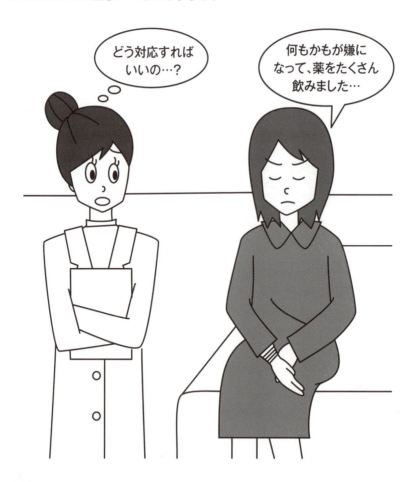

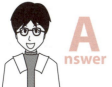

Answer 　大量服薬を繰り返す患者の大半はある「生きにくさ」を抱えています。その特性をひと言でいえば、すべてに対して「100か0」であることです。人間関係においても「100％味方でなければ敵」なのです。今までは自分を頼りにしてくれたのに、あるときから一転して患者から攻撃されるようになっても、薬剤師に非はないので引きずらないことです。自分を否定する言動にはきわめて敏感なので、対応の基本は「説明より傾聴」です。患者は、薬の危険性についての説明は聞き飽きており、飲んでも死なないことも知っています。むしろ「やってしまった」という思いを傾聴し、再発防止の手段を一緒に考える姿勢が必要です。

　患者の言動に巻き込まれないために、以下の3点に気をつけます。

①「約束を破らない」　患者には、最初から「ここまでは可能」ということをきちんと示し、それを破らないことです。そうすることで患者も安心します。例えば「面談は○曜日。○分間」と最初に約束したら、それ以外のときに廊下で声をかけられても、挨拶だけでその場を立ち去るようにします。

②「スタッフ間の情報交換を密にする」　患者は目の前にいる人を味方にするため、その場にいない人を悪者にすることがあります。スタッフ間の人間関係を守るためにも情報交換は不可欠です。また患者と約束したことはスタッフ間で共有し、人によって対応が異なることがないようにします。

③「代わりにやってあげない」　薬についての訴えがあったときは、緊急事態でない限り患者自身から主治医に伝えるように指導します。　　　（南雲陽子）

> **Point**
> ●「100％でなければ0」という患者の特性を知っておきましょう。
> ●言動に巻き込まれないためには「約束・情報交換・やってあげない」。

病院編　コミュニケーション

Question　認知症の患者から妄想を訴えられたときには？

　もの盗られ妄想のある認知症の患者から「私のお金がなくなる。嫁が盗ったに違いない」と訴えられました。私が「本当に盗られたんでしょうか？ どこかにしまったのではないですか？」と答えると「あんたは嫁の味方をするのか！」と患者が激怒してしまいました。どう対応すればよかったのでしょうか。

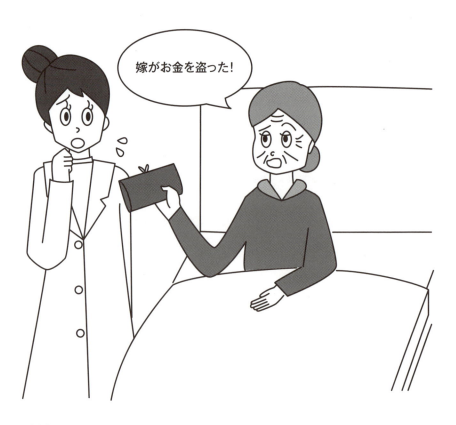

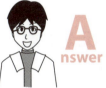

Answer　もの盗られ妄想は認知症によく見られる症状です。「お金があった」という記憶があるのに、使ったりしまったりした記憶が抜け落ちてしまっているので、お金がない現状との隙間を埋める「誰かが盗った」という妄想が生じます。妄想は本人にとっては事実ですから、それを訂正しようとすれば怒るのは当然です。こんな場合、いちばん簡単な対応は「それは大変だ。警察に知らせておきますね」という具合に話を合わせてしまうことです。それで患者は安心して落ち着きます。もちろん実際に通報したりはしませんよ。

　ただし、その妄想の相手（この事例ならお嫁さん）がその場にいる場合にはこの手は使えません。うっかりそんなことを言ったら今度はその人とトラブルになりかねませんからね。そんなときに私がお勧めしたいのは「事柄スルー」という方法です。人の話は「何があったか（事柄）」と「どう感じているか（気持ち）」で成り立っています。話し手にとってより重要で、わかってほしいのは気持ちの方なのです。このケースの患者も同様です。それをわざわざ「盗られたのかどうか」という事柄に焦点を合わせるので紛糾するのです。事柄はスルーして気持ちに焦点を合わせましょう。「そうですか。心配ですね」などと相づちを打ちながら話を聴きます。しばらくそうやっていると、患者は気持ちをわかってもらえたことに安心して落ち着いてくるはずです。そこで話題を変えればよいのです。家族には「妄想だとわかっていますよ」とひと言お伝えしておくといいですね。

（南雲陽子）

Point
- 妄想は本人にとっては事実です。訂正するのは無理です。
- 話を合わせるか、「事柄スルー」で聴きましょう。

| 病院編　困った状況 |

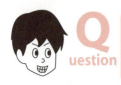

Question 近隣の保険薬局が、お中元やお歳暮を持ってきたときには？

　現在、お中元やお歳暮は日頃お世話になっている人や親しい相手に感謝の気持ちを表す習慣として定着し、日本的ビジネス社会の慣行から、取引先の人たちに感謝の意をこめて贈ったり、贈られたりします。もし責任者や上司が不在のときに、直接持ってきたときはどうすればよいのでしょうか。

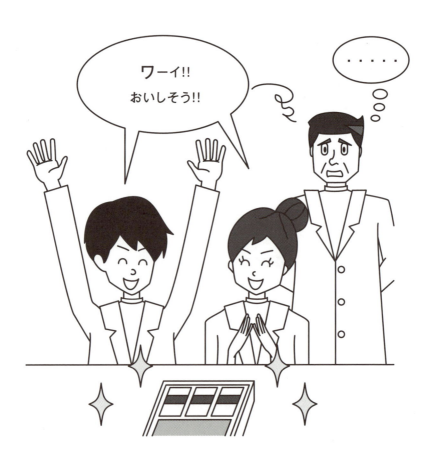

PART 3 こんなときはどうする？

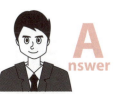

Answer　虚礼廃止が叫ばれる中、お中元やお歳暮は依然習慣として根づいています。しかし日頃から仕事上お付き合いのある方から贈り物をいただくことは、先方の感謝の気持ちの表れであり、人間関係の潤滑油として大きな意味をもちます。

　しかしながら、平成5年（1993年）に厚生労働省が策定した薬局業務運営ガイドラインには、「薬局は医療機関に対し処方せんの斡旋の見返りに、方法のいかんを問わず、金銭、物品、便益、労務、供応その他経済上の利益の提供を行なってはならない」とあります。また、保険薬局側も、保険薬局及び保険薬剤師療養担当規則第2条の3に「保険医療機関又は保険医に対し、患者に対して特定の保険薬局において調剤を受けるべき旨の指示等を行うことの対償として、金品その他の財産上の利益を供与すること」を行ってはならないとあります。なお、医療機関が官公立の場合は、刑法による収賄、受託収賄および事前収賄などに及ぶ可能性もあります。

　そのため直接持ってきた場合には、まずお礼を述べるとともに「このようなものは受け取れないことになっておりますので、お気遣いなさらないでください」など失礼にあたらない言葉を添え、受け取ることは控えましょう。その際は、疑義照会や情報の共有などで日頃病院としてもお世話になっているという気持ちをしっかり伝えましょう。その感謝の思いが先方（お中元などを持ってきた保険薬局）に伝われば、今後も円滑かつ健全に病院と保険薬局との連携がとれることでしょう。

（舟越亮寛）

Point
- まずはお礼を述べ、原則的には受け取らず、お断りしましょう。
- 保険薬局との連携における関連法規を確認しましょう。

病院編　困った状況

Q uestion **医師から医療事故を隠すように言われたときには？**

　ひとつの医療事故によって、病院自体が患者や住民からの信頼を失い、経営自体が成り立たなくなることがあります。病院の社会的信頼、医師の保身により医療事故の隠ぺいを求められたらどうすればよいのでしょうか。

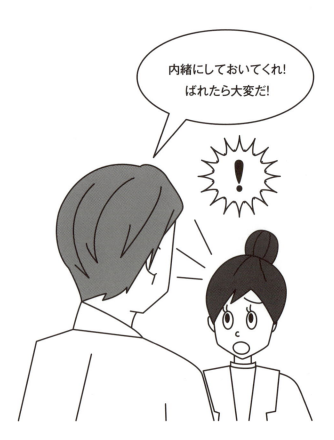

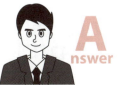

　近年、多職種協働（医療チーム）で医療が行われるようになり、医師の仲間同士でのかばい合いや口裏合わせは、薬剤師、看護師をはじめとする多職種へ広がりつつあります。そのようなことは全国の病院の中でも極々少数と信じたいものです。

　薬剤師倫理規定第10条には、「薬剤師は、その職務遂行にあたって、品位と信用を損なう行為、信義にもとる行為及び医薬品の誤用を招き濫用を助長する行為をしない」と定められています。

　もし、良心と自律、法令などの遵守、そして品位・信用などの維持が念頭にあるならば、勇気を出して職業倫理にのっとり責任者や上司に報告します。また、院内事故防止マニュアルなど、医療事故が発生したときの報告の流れを覚えておく必要があります。

　隠ぺいに加担することで、発覚時には罰金以上の刑に処せられるため、結果的に薬剤師免許のはく奪になります。また、病院が官公立である場合、事故が起きた病院の病院長は保健所に届け出なければなりません。なお、医師法第21条には「医師は、死体又は妊娠4月以上の死産児を検案して異状があると認めたときは、24時間以内に所轄警察署に届け出なければならない」と定められています。

　さらに、医療事故が発生した医療機関において院内調査を行い、その調査報告を民間の第三者機関（医療事故調査・支援センター）が収集・分析する制度が、第6次医療法改正で定められ平成27年（2015年）10月1日に施行されました。

（舟越亮寛）

Point
- 薬剤師倫理規定などの関連法規を確認しましょう。
- 院内事故発生時の報告の流れを覚えておきましょう。

> 病院編　困った状況

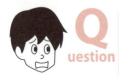

Question　緊急時に処方せんがないのに、医師から「注射薬をくれ」と言われたときには？

　医療機関では、患者の症状や検査値の急変により医師や看護師が処方せんや指示せんを交付せず、医薬品の供給を要求することがあります。今回のケースは当直中のため、先輩薬剤師には聞けない状況です。薬剤師は原則として処方せんに基づき調剤するので、患者の症状の急変いかんにかかわらず、調剤を拒否してもよいのでしょうか。

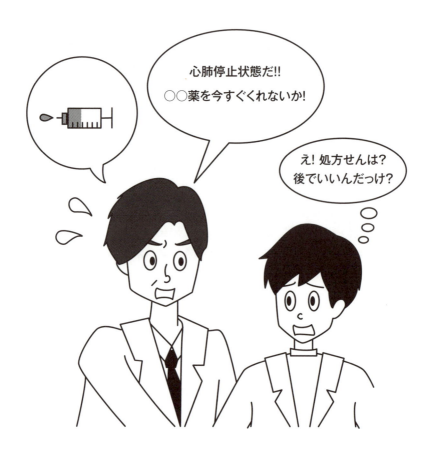

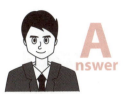

薬剤師法第23条に「薬剤師は医師、歯科医師又は獣医師の処方せんによらなければ、販売又は授与の目的で調剤してはならない」とあります。また、医師法第22条にも「医師は、患者に対し治療上薬剤を調剤して投与する必要があると認めた場合には、患者又は現にその看護に当たっている者に対して処方せんを交付しなければならない」とあります。以上のように原則として処方せんがなければ、薬剤を調剤してはいけませんが、医師法第22条には「ただし、患者又は現にその看護に当っている者が処方せんの交付を必要としない旨を申し出た場合及び次の各号の一に該当する場合においては、この限りでない」とあり、条件つきで処方せんがなくても調剤ができます。その中でも、「病状の短時間ごとの変化に即応して薬剤を投与する場合」、「診断又は治療方法の決定していない場合」、「治療上必要な応急の措置として薬剤を投与する場合」のように緊急かつ患者の生命に影響を及ぼす可能性が高いと判断された場合には、薬剤師は医師と相互確認のうえで薬を調剤する必要があります。もちろん調剤に関しては、処方せんを事後に交付依頼し、調剤済みの旨などを処方せんに記載し保管する必要があります。

そのようなことは救急医療では日常茶飯事に起きることですが、口頭指示による薬の調剤は類似薬剤の取り間違えのリスクを高めます。さらに誤った薬を投与することにより、重大な医療事故として報告・報道されることがあります。近年そのようなこともあり、できるだけ口頭指示は控え、指示の記載を原則にしているのが一般的です。

（舟越亮寛）

Point

- 緊急時で処方せんがない場合には、必ず相互で指示と薬の確認をしましょう。
- 事後に処方せんなどを交付依頼し、調剤記録も忘れずにしましょう。

病院編　困った状況

Question　患者から、海外で認可されている注射薬の投与について相談されたときには？

　海外ですでに販売されている医薬品であっても、国内での販売が承認されていない医薬品は、たくさん存在します。国内未承認医薬品であっても、一定量に限り医師や患者が個人的に輸入（個人輸入）、あるいは、海外から持ち帰って使用することは認められています。患者から自分では投与できない注射薬の投与について相談されたときにはどうしたらよいでしょうか。

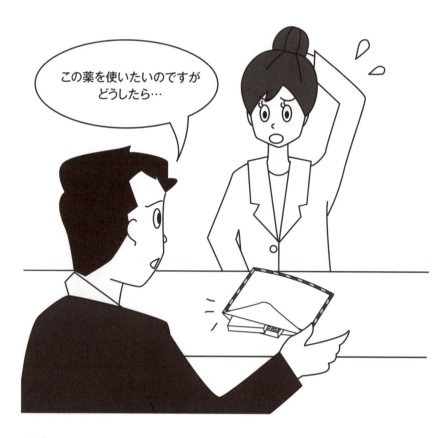

この薬を使いたいのですがどうしたら…

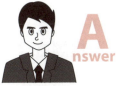

まず患者に、事例ごとに病院として判断・対応が異なることを説明し、かかっている医師に相談したかを確認します。もし医師も同意しているようでしたら、病院内の審査を経て自由診療になることを患者に説明しましょう。病院内は上長を通じて病院管理者（院長）に報告したうえで、倫理性や保険について審査する委員会の審査を受けます。

個人輸入された医薬品は、他人への販売・授与はできず、患者による自己責任による服用、または、医師の個人的な責任のもとでの治療として使われます。基本的に、保険診療では保険医療機関や保険医が未承認医薬品を患者に使用することは禁じられています。これは、保険診療に自由診療の治療を組み合わせる「混合診療」が禁じられていることとも関連します。したがって、未承認医薬品を制限なく使うためには自由診療とせざるをえないという事情が発生します。保険は適用されず、すべて患者の自己負担となりますが、治療を優先するためによく使われます。

また、がんや難病の治療薬に限らず、ED治療薬、脱毛症治療薬、肥満症治療薬のような生活改善薬を、インターネット時代を反映して、患者が直接海外より購入する場合もあります。本来は、医師の処方せんが必要な薬であるのに、患者が個人輸入して勝手に服用することにより、副作用の危険度が高まります。そのため、医薬品の個人輸入による健康被害を防ぐために、ED治療薬のように、海外で承認されてから時間をおかずに、国内で承認される場合も増えています。

（舟越亮寛）

Point
- 患者に、事例ごとに病院として判断・対応が異なることを説明しましょう。
- 病院内は、倫理性や保険について審査する委員会の審査を受けましょう。

病院編　困った状況

Question　患者から「あの看護師は嫌いだから代えてもらえないか」と相談されたときには？

　病院では医師、薬剤師、看護師などさまざまな医療職が診療、投薬、看護など、それぞれの専門知識、技術を用いてひとりの患者を治すために医療行為にあたります。いつもどおりに服薬指導のため患者のところに出向いたとき、患者からほかの看護師に代えてもらえないかと要求されました。どうすればよいのでしょうか。

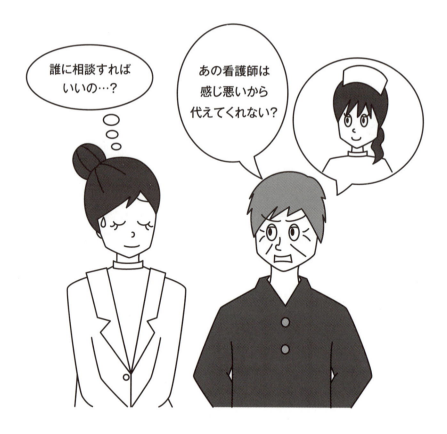

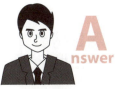

　一般に薬剤師は多くても1日に1～2回程度しか同じ患者に会いません。しかし、看護師は清拭や食事など療養上の世話で1日に何回も患者に会っており、医師や薬剤師以上に日々患者と接しています。ただ、看護師は日々患者と接することが多いため何か対応に不備があったときなど、患者からクレームを言われることがあります。もちろん患者の訴えが必ずしもその人の本当のニーズを表しているとは限りません。

　「あの看護師が嫌いだ」という思いの背景には、「家族の面会も減って寂しくて仕方がない。ほんの少しでもそんな気持ちを紛らわせようと看護師に話しかけても、忙しそうにして目も見てくれない」という"やりきれない寂しさ"が隠されているのかもしれません。

　そのような相談を受けるとどのように処理しようかと、つい保身ばかりに思いがいくものですが、患者の訴えを繰り返したうえで、「どのようなことでそう思われるのですか？」と、まずは相手がそのように思う背景に耳を傾けてみましょう。もし、"やりきれない寂しさ"が背景にあるならば、あなた自身が患者の訴えに真しに耳を傾けることで、患者の気持ちもだいぶ落ち着くことでしょう。

　また、対象である看護師に「あの患者さん、ご家族が最近面会にも来られず、ずいぶん寂しいようですよ」と、ひと言かけることで看護師自体の対応も変化するかもしれません。それでも患者の訴えが続くようであれば、看護師長など当該部署の責任者に相談、報告します。

（舟越亮寛）

Point
- 患者の相談に真しに耳を傾けましょう。

> 病院編　困った状況

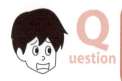

Question　職員が毒薬や覚せい剤を隠し持っていることを発見したときには？

　手術室の医薬品保冷庫内の金庫に保管をしていた筋弛緩薬（毒薬指定）の在庫確認に行ったところ、1本不足していることに気がつきました。薬剤部に戻るため手術室の更衣室を通り抜けようとした際に、その不足していた筋弛緩薬を所持している麻酔科医に出くわしました。その麻酔科医のロッカーに医薬品のメチルフェニデートが保管されているのも見つけました。どうすればよいのでしょうか。

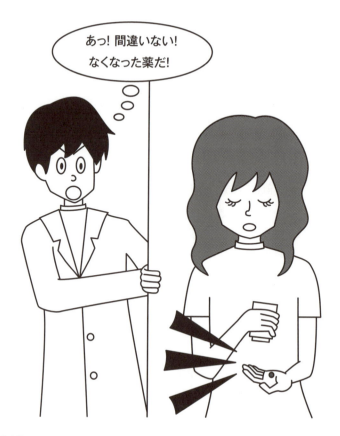

あっ！間違いない！
なくなった薬だ！

今回のようなケースによって、医療者の倫理・良心・自律・品位・信頼を大きく失うことがあってはいけません。近年、毒薬を麻酔科医が持ち去り自殺に利用したり、看護師が持ち去り点滴に混入させるという行為が報告されています。薬剤師の薬品管理は盗難の観点からも重要な役割を担っています。そのような盗難を発見したときは、即座に毒薬や覚せい剤を回収し、責任者への報告が第一優先となります。

毒薬は具体的には、急性毒性における致死量LD_{50}が、経口投与で体重1kg当たり30mg以下、皮下注射で体重1kg当たり20mg以下のものをいいますので、使用用途によっては当該職員の生命が大変危険な状態になります。

なお、覚せい剤は、覚せい剤取締法によって、製造・流通・販売・所持・使用のすべてが禁止されています。日本の薬物事犯の90％以上が覚せい剤関連の犯罪であり、交通犯罪を除く全逮捕者の20％、公判を請求された者の25％、刑務所入所者の30％に見られるといわれています。日本ではメチルフェニデートが第1種向精神薬として規制されていますが、いわゆる覚せい剤、アンフェタミン類に属する薬物であることを忘れてはなりません。さらに平成19年（2007年）に、メチルフェニデートの適応症からはうつ病が除外されたため、適応は注意欠陥/多動性障害（AD/HD）とナルコレプシーになりました。また、処方できる医師、医療機関、調剤できる薬局がそれぞれ制限される三重規制が実施されており、現在は服用することが少ない環境になっていることを再確認する必要があります。

（舟越亮寛）

Point

● 毒薬や覚せい剤の不正な服用は、犯罪と生命の危険の双方より迅速な対応をとりましょう。

> 病院編　クレーム

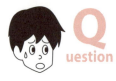

Question　遺族から「お前が調剤した薬のせいで死んだ」とクレームを言われたときには？

　がんの末期で化学療法もしくは緩和療法を行うにあたり、薬物療法が主流となっています。特に化学療法では延命効果が期待できる半面、副作用など有害事象により生存期間が短縮することもあります。入院中に急変し、死亡退院後に遺族から薬を調剤した薬剤師へクレームがあったときはどうすればよいのでしょうか。

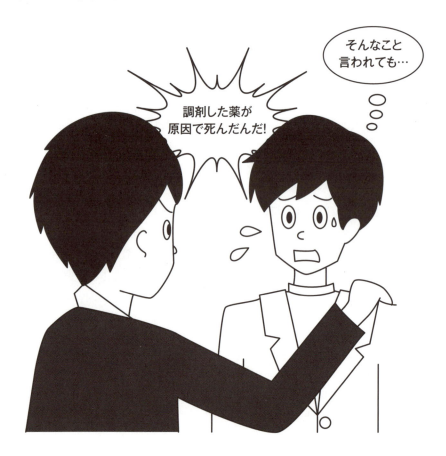

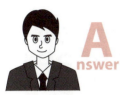

　調剤事故でないことを前提に話をします。遺族は行き場のない悲しみにより興奮状態です。そのような場合には、周囲の入院患者に影響を与えないよう丁重に個室へ案内します。さらに、遺族の話をすべて聞いたうえ、患者の死と薬との因果関係が不明であること、病院として原因究明を行う旨を説明します。当然のことですがクレームを受けた時点で早急に責任者に報告し、責任者が対応することが遺族にとって丁重な対応となります。もし責任者が不在で対応できない場合には、最初の対応が最も重要になるため、誰でも対応することができるようにロールプレイをし、誠意をもって一貫性のある対応がとれるようにしておきます。なお、因果関係が不明の状態で遺族の気持ちをくみとるため、安易に責任を認めたり、補償を約束することは避けます。

　そのような遺族からのクレームにはいくつかの因子があります。医師のインフォームドコンセントが不十分であった可能性、患者本人が家族に服用薬について十分に話していなかった可能性、薬剤師による服薬指導が不十分であった可能性などがあげられます。いずれにせよ、医師と薬剤師が相互に協議しながら薬物療法を行うことが重要であるため、医師のインフォームドコンセントと薬剤師の服薬指導のすり合わせは十分に行います。また、がんの末期における緩和療法で麻薬を使用する際も、麻薬中毒になり麻薬で命を縮めるといった誤解をもっている患者や家族が多く見られます。麻薬など緩和療法で使用する薬は多く、死後に遺族と薬による誤解が生じないよう薬剤師がしっかり服薬指導を行うことで、患者、さらには家族に安心を与えます。

（舟越亮寛）

Point

- 遺族の悲しみを丁重に受け止め、因果関係の解明に努めましょう。
- 医師のインフォームドコンセントと薬剤師の服薬指導は定期的にすり合せを行いましょう。

病院編　ミスやヒヤリ・ハット

Question 医師の処方ミスに気づかず、そのまま調剤し、交付をしてしまったときには？

　処方せんどおりに調剤すればよいと思っていませんか？　調剤する前に薬歴を確認していますか？　疑義照会を面倒に思い、まあいいやと安易に調剤をしていませんか？　薬を交付するとき患者に薬を見せながら説明していますか？　ハイリスク薬剤が処方されている患者の顔が思い浮かびますか？　そのようなことを怠ると医師の処方ミスに気づかず、ときに患者に重大な健康被害が発生します。

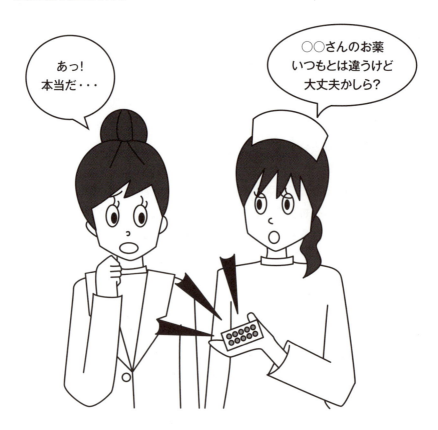

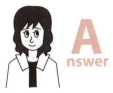

Answer 医師の処方ミスを交付後に気づいた場合には、まず患者の安全が最優先になります。速やかに患者から薬を回収し、さらに、処方医、担当薬剤師にその旨を連絡し、指示に従います。患者には事実を伝え謝罪するとともに、医療チームで患者の健康被害を最低限にすべく誠心誠意努力することを伝えます。薬剤師は間違った薬剤の半減期や拮抗薬などの情報収集を行い医療チームに発信するとともに、可能な限りリスクを予測し、対応を行います。医師の処方ミスに気づくことは、患者の安全な薬物治療を確保するうえで薬剤師の重要な役割です。用法・用量の記載ミスは、処方せんを確認すれば気づきますが、薬剤名間違いに気づくには患者の病態を把握することが求められます。

〈ハイリスク薬剤名の記載ミスに注意〉

「ノルバスク®のところをノルバデックス®と処方記載してしまった」場合には、高血圧の患者に乳がん治療薬を交付することになり、ときに患者の命にかかわってきます。誤投与によって患者に与える健康被害が大きいことが予想されるハイリスク薬剤については、薬歴を確認してから調剤するなど、医師が処方せんを書き間違えても気づくことができる対策が必要です。「間違っているかも？」という意識で、まず処方内容をしっかり確認してから調剤しましょう。

（小茂田昌代）

〈参考文献〉
・日本薬剤師会『薬局・薬剤師のための調剤事故防止マニュアル 第2版』薬事日報社（2011）
・日本薬剤師会『薬局・薬剤師のための調剤行為に起因する問題・事態が発生した際の対応マニュアル』（2014）

Point
- 処方せんの向こうには患者がいることを忘れずに！
- ハイリスク薬剤が新規に処方された場合は「間違っているかも？」と思って確認をしましょう。

病院編　ミスやヒヤリ・ハット

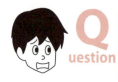

Question **患者を取り違えて投薬してしまったときには？**

　患者に薬を交付する際に名前をしっかり確認していますか？　患者と薬をひとつひとつ確認しながら交付していますか？　処方変更になった際は患者にその旨を伝えてから交付していますか？　患者を取り違えて投薬することは、ときに重大な健康被害につながります。

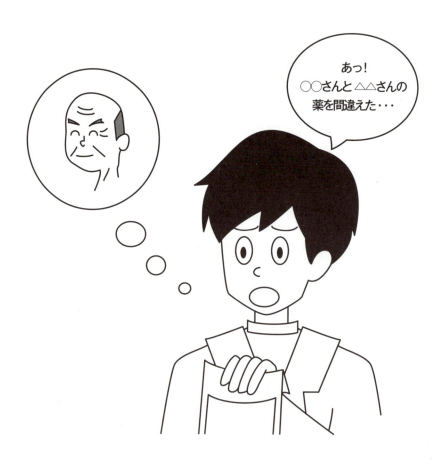

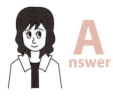

Answer 患者を取り違えて投薬した場合には、その薬の内容を確認し、患者の安全確保のためすぐに担当医に連絡し、間違ったことを真しに伝え指示に従います。患者には、間違った薬を渡した事実を伝え謝罪し、正しい薬をお届けします。そして、医療チームで患者の健康被害を最低限にすべく最善の努力をすると、誠意をもって説明します。

　薬を患者に交付する際は、薬を患者とともにひとつずつ確認してから渡します。一緒に確認することで患者は自分の薬の名称やミリ数、色やマークを覚えることができ、万が一間違った薬が調剤されても交付の段階で気づくことができます。また、患者が薬を服用する際にいつもと薬が違うと気づくこともあります。なお、処方変更時にはなぜ変更になったか、どのように変更になったか、など患者に説明することが大切です。

〈自己管理できない患者への投薬〉

　患者が認知症や脳血管障害などで自己管理ができない場合には、違う薬が投薬されても本人は気づくことができません。なお、投薬時には患者の名前をベッドネームで必ず確認するなど各病院で確認手順を作成する必要があります。

〈ハイリスク薬剤を服用している患者の把握〉

　ハイリスク薬剤を間違った患者に投薬してしまうことは、ときに患者の命にかかわる場合があり特に慎重な確認が必要です。患者名、投薬日、投薬時間など確認する手順を作成し、確認しながら配薬します。また、病棟担当薬剤師は、ハイリスク薬剤が処方されている患者を把握し、ほかの患者に誤投薬されないよう医療チームに情報提供する役割も担っています。

（小茂田昌代）

Point
- 自己管理ができない患者への投薬時にはしっかり確認をしましょう。
- ハイリスク薬剤が処方されている患者の把握をしましょう。

薬ゼミファーマブック

信頼される薬剤師の行動マナー
困ったときに役立つ コミュニケーション Q&A〔改訂版〕

2009年4月4日　初版第1刷発行
2016年2月18日　改訂版第1刷発行

監　修　後藤　惠子
発行人　穂坂　邦夫
発行所　株式会社薬ゼミ情報教育センター
　　　　〒350-1138　埼玉県川越市中台元町1-18-1
　　　　TEL／FAX　049-241-5445
編集室　学校法人医学アカデミー　出版部
　　　　〒101-0054　東京都千代田区神田錦町3-18-3　錦三ビル5階
　　　　TEL　03-3518-8243／FAX　03-3518-8244

ⓒ2016　落丁・乱丁はお取り替え致します。　　　　　　ISBN978-4-904517-58-1